ANNETT SCHMITTENDORF

Low Carb in der Schwangerschaft

Gesundheit mit wenig Kohlenhydraten für Mutter und Baby

systemed

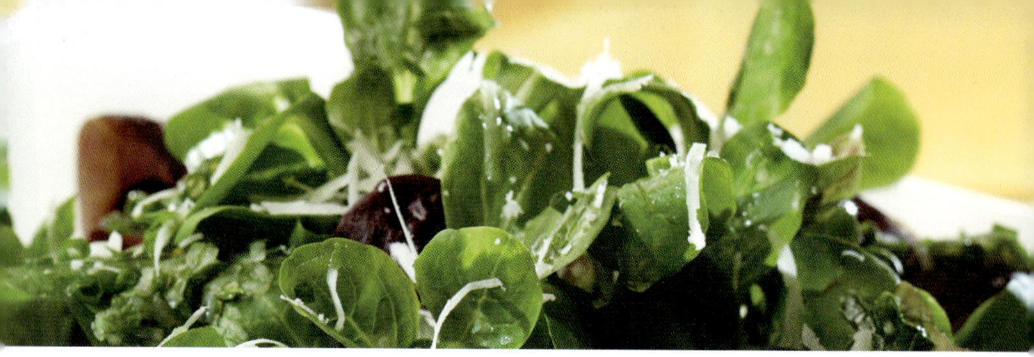

Inhalt

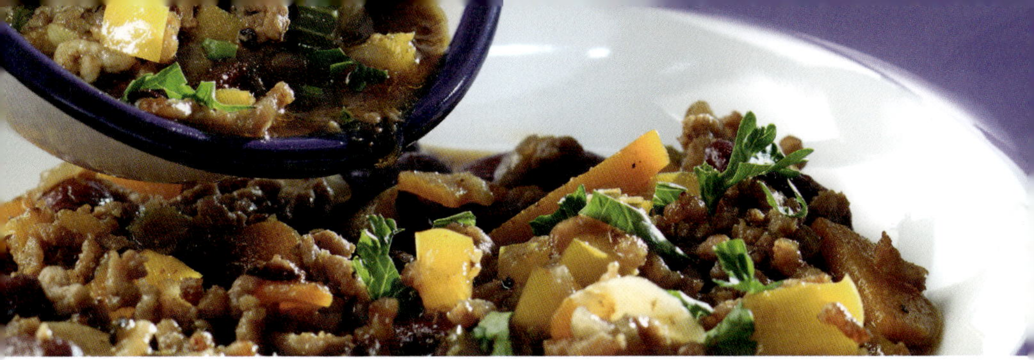

Rezepte

Gesund essen für mein Baby und mich – Low Carb in der Schwangerschaft

Die Schwangerschaft ist eine ganz besondere und aufregende Phase im Leben einer Frau. Als werdende Mutter trägt man nun plötzlich nicht mehr nur die Verantwortung für die eigene Gesundheit, sondern ist vor allem darum bemüht, seinem heranwachsenden Baby die bestmöglichen Startbedingungen für ein langes und gesundes Leben zu verschaffen.

Gerade in der Schwangerschaft zählen die verschiedensten Aspekte einer gesunden Lebensweise für die meisten Frauen deshalb mehr denn je. Schließlich soll das Ungeborene alles bekommen, was es für eine gesunde Entwicklung benötigt, und umgekehrt möchte man sein Kind vor allen schädlichen Einflüssen so gut es geht beschützen. Dass man zum Wohle der Gesundheit des Babys daher während der Schwangerschaft auf Alkohol und Zigaretten verzichtet, ist für die Mehrheit der Schwangeren nichts Neues und selbstverständlich. Aber wie sieht eine gesunde Ernährung in der Schwangerschaft aus?

Ich empfehle Ihnen eine Lebensmittelauswahl nach der LOGI-Methode, da diese der Stoffwechselsituation in der Schwangerschaft sehr entgegenkommt und Ihnen dabei hilft, eine überflüssige Gewichtszunahme sowie schwangerschaftsbezogene Erkrankungen, wie z.B. den Schwangerschaftsdiabetes, zu vermeiden. Sie erfahren in diesem Ratgeber außerdem, welche Vitamine und Mineralstoffe Ihr Körper in dieser besonderen Zeit zusätzlich benötigt, wie diese über eine ausgewogene LOGI-Kost aufgenommen werden können und wann auch die Einnahme von Nahrungsergänzungsmitteln sinnvoll ist. Mit LOGI gelingt es Ihnen, während der Schwangerschaft leichter gesund und fit zu bleiben und Ihrem Baby zugleich einen bestmöglichen Start ins Leben zu ermöglichen. Somit profitieren schließlich beide, Mutter und Kind, von LOGI in der Schwangerschaft.

Was ist Low Carb?

Der Speiseplan der meisten Menschen ist heutzutage sehr von Kohlenhydraten geprägt. So gehören ein Brötchen mit Marmelade zum Frühstück, Nudeln mit Sauce zur Mittagszeit und das belegte Brot am Abend für viele zu ihrem typischen Essalltag. Zwischendurch dienen außerdem Süßigkeiten wie Schokoriegel oder Gummibärchen als beliebte Seelenstreichler, um uns bei Laune zu halten.

Diese Form der modernen westlichen Ernährung ist für unsere Gesundheit auf Dauer allerdings sehr belastend, insbesondere, wenn weitere Kennzeichen unseres modernen Lebensstils, wie z.B. Stress, Schlafmangel oder mangelnde körperliche

Aktivität, hinzukommen. Für die Verstoffwechselung der vielen Kohlenhydrate aus dem Weißmehlbrötchen, den Nudeln oder dem Tortenstückchen benötigt der Körper große Mengen des Hormons Insulin. Insulin ist wichtig für den Kohlenhydratstoffwechsel, wird manchmal aber auch als »Masthormon« bezeichnet. Denn hohe Insulinspiegel im Blut sorgen nicht nur für eine vermehrte Einlagerung von Fett im Körper, sondern hemmen zudem auch noch die Fettverbrennung und schüren damit die Entstehung von Übergewicht und den damit verbundenen gesundheitlichen Risiken wie Fettstoffwechselstörungen, Bluthochdruck und Typ-2-Diabetes, die, wie Sie später erfahren werden, auch in der Schwangerschaft von Bedeutung sein können. Bestimmt wissen Sie es schon: Mit dem Begriff »Low Carb« (zu Deutsch: kohlenhydratarm) ist eine Ernährung gemeint, bei der der Verzehr von stärke- und zuckerreichen Lebensmitteln wie Backwaren, Nudeln, Reis und Süßigkeiten bewusst eingeschränkt wird. Immer mehr Menschen ernähren sich nach den Low-Carb-Prinzipien, mit der Absicht, ihrer Gesundheit und vor allem auch ihrer Figur etwas Gutes tun zu wollen.

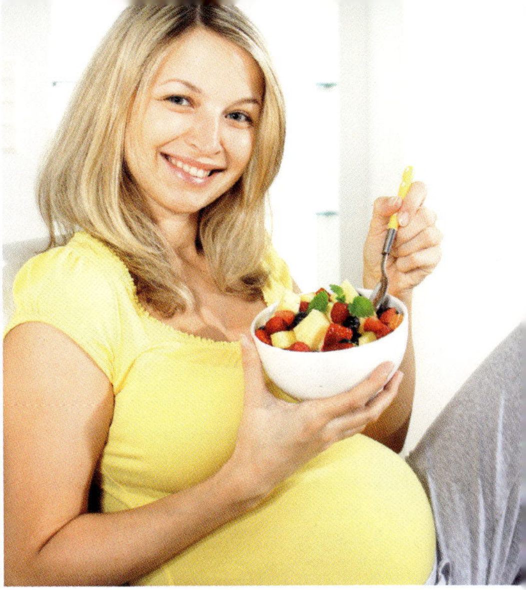

Low Carb → LOGI

Sich »Low Carb« zu ernähren ist auf unterschiedlichste Art und Weise möglich und kann, wie bei der Atkins-Diät, bis hin zu einer strikten Einsparung von Kohlenhydraten (maximal 50 Gramm Kohlenhydrate am Tag) in der Nahrung reichen. Die LOGI-Methode ist eine moderate Form der Low-Carb-Ernährung, bei der in Abhängigkeit der individuellen Bedürfnisse ca. 80 bis 130 Gramm Kohlenhydrate am Tag gegessen werden können.

Die Abkürzung LOGI kommt aus dem Englischen und steht für: »**LO**w **G**lycemic and **I**nsulinemic Diet« und damit für eine Ernährungsform, die niedrige Blutzucker- und Insulinwerte fördert. Dies wiederum begünstigt nicht nur die Verbrennung der Fette im Stoffwechsel, sondern hemmt zudem auch die Ausbildung überflüssiger Fettpölsterchen. Aufgrund des nahezu stabilen Blutzucker- und Insulinspiegels werden außerdem Heißhungerattacken vermieden und die körperliche sowie geistige Leistungsfähigkeit gefördert.

Die LOGI-Pyramide zeigt Ihnen, wie einfach die Ernährung nach LOGI funktioniert. Wasser- und ballaststoffreiche Gemüse, Salate, Pilze und zuckerarme Früchte (u.a.

Beeren) bilden die Basis der LOGI-Ernährung und sollten pro Mahlzeit mengenmäßig in etwa die Hälfte der Fläche auf Ihrem Teller ausmachen. Hochwertige Öle wie Raps- und Olivenöl, aber auch tierische Fette (z.B. Butter) zählen ebenfalls zu den bedeutsamen Basislebensmitteln und können zur Zubereitung von z.B. Salaten und Gemüse verwendet werden.

Fleisch, Fisch, Geflügel, Milchprodukte, Eier, Käse, Nüsse und Hülsenfrüchte sind wertvolle Eiweißlieferanten und deshalb ein weiterer elementarer Bestandteil einer jeden LOGIschen Mahlzeit, da sie u.a. für ein lang anhaltendes Sättigungsgefühl verantwortlich sind.

Kohlenhydratreiche Lebensmittel wie Brot, Brötchen, Reis und Nudeln werden bei LOGI nicht als primäre Sättigungsbeilage verstanden, wie Sie es vielleicht bislang gewohnt waren, sondern deren Verzehr wird nun bewusst auf eine kleine Portion am Tag (z.B. ein bis zwei Scheiben Brot, zwei bis drei kleine Kartoffeln) beschränkt.

Zucker- und energiereiche Süßigkeiten wie Gummibärchen, Schokolade und Eis sind bei LOGI nicht verboten, sollten aber ganz nach dem Motto »Weniger ist mehr« nur gelegentlich, und dann idealerweise direkt im Anschluss an eine Hauptmahlzeit, genossen werden, um unnötig hohe Blutzuckerschwankungen zu vermeiden, die den Stoffwechsel stressen.

Kohlenhydratgehalt (KH) ausgewählter Lebensmittel

- 2–3 Pellkartoffeln = 45 g KH
- 2 Scheiben Brot = 40 g KH
- 1 Brötchen = 43 g KH
- 150 g Spagetti = 45 g KH
- 100 g Gummibärchen = 77 g KH
- 100 g Möhren = 5 g KH
- 1 Banane (ca. 120 g) = 27 g KH
- 100 g Weintrauben = 16 g KH
- 100 g Himbeeren = 5 g KH
- 100 g Quark (Halbfettstufe) = 3 g KH
- 50 g Bitterschokolade (70 % Kakaoanteil) = 15 g KH
- 50 g Vollmilchschokolade (30 % Kakaoanteil) = 26 g KH

Die Vorteile der LOGI-Methode auf einen Blick:

- nährstoffreich und bedarfsdeckend
- abwechslungsreich, alltagstauglich und schmackhaft
- die Gesundheit profitiert nachweislich
- verhindert eine übermäßige Gewichtszunahme in der Schwangerschaft
- optimale Stoffwechselunterstützung für Mutter und Kind
- kein Heißhunger
- lang anhaltende Sättigung
- kein Mittagstief
- auch für Menschen mit einer Getreideunverträglichkeit geeignet

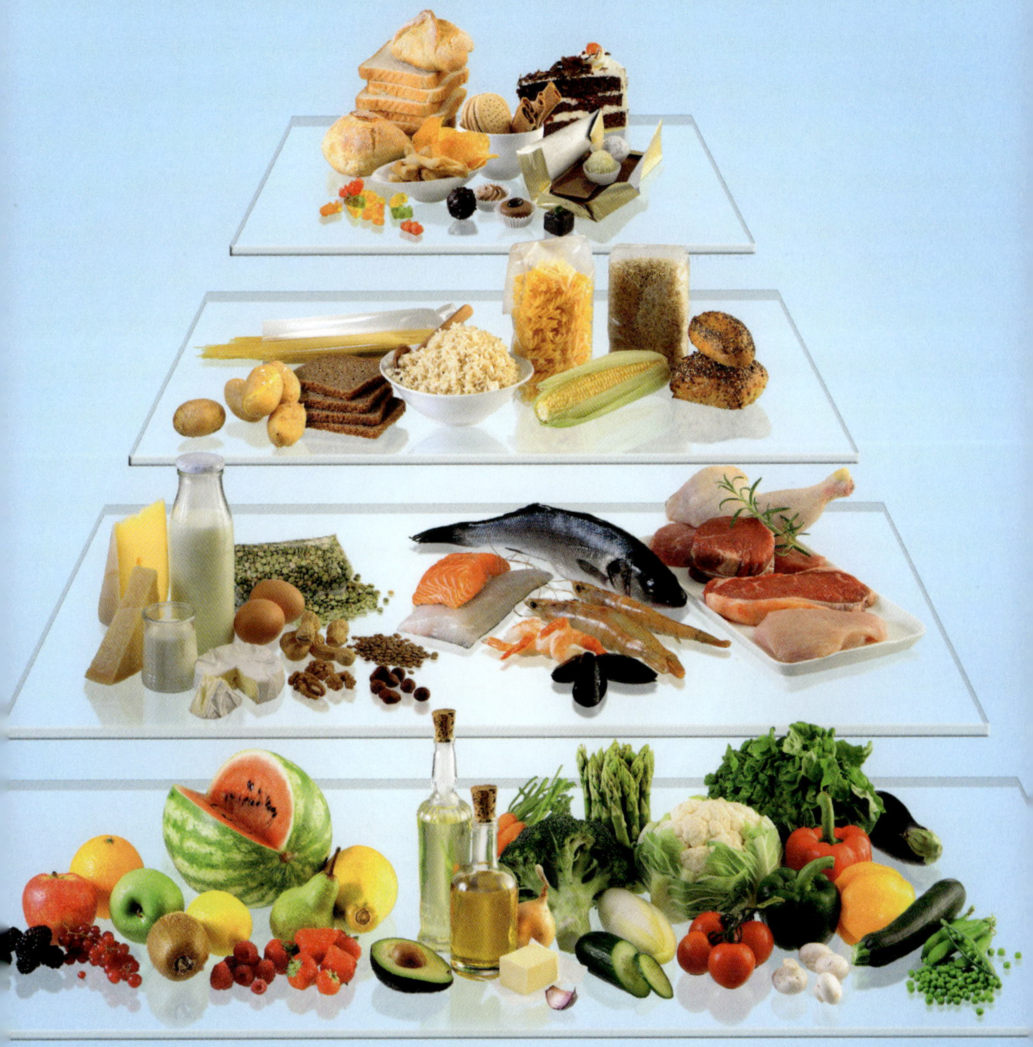

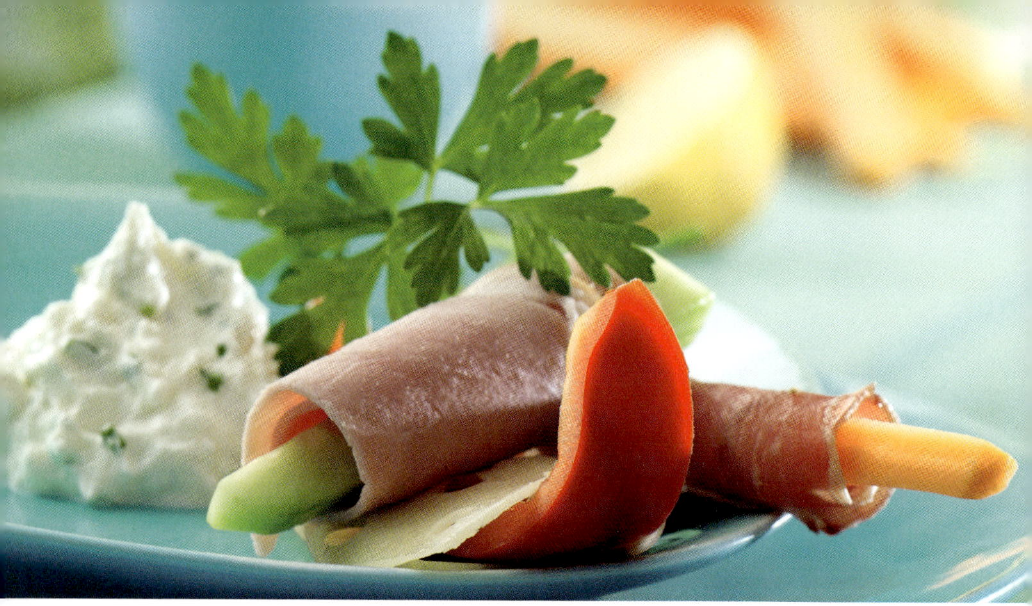

Eine erste Bestandsaufnahme – wo starten Sie?

Lassen Sie uns gleich mit etwas Praktischem beginnen. Schreiben Sie im Folgenden genau auf, was Sie heute bzw. gestern gegessen und getrunken haben. Dabei spielt es keine Rolle, wie spät es gerade ist. Tragen Sie in das Tagesprotokoll einfach alle Lebensmittel ein, die Sie in den vergangenen 24 Stunden verzehrt haben. Meist ist es ja nicht nur das Frühstück, das Mittag- und das Abendessen, auch die beiläufigen Snacks und »kleinen Sünden« sind von Interesse.

Nehmen Sie sich nun vier Stifte mit den Farben rot, grün, blau und gelb.

Markieren Sie alle Getreideprodukte, wie Brot, Brötchen, Nudeln und Reis, alle Süßigkeiten, aber auch Ketchup, Pizza, Kuchen, Pommes, Chips, Salzstangen und Kartoffeln mit der Farbe Gelb.

Gemüse, wie z.B. Wurzelgemüse, Tomaten, Paprika, Zucchini, Lauch, Erbsen und Avocados, Salate und Pilze, werden mit der Farbe Grün schraffiert.

Kennzeichnen Sie die das verzehrte Obst (u.a. Apfel, Beeren, Birne) anschließend mit der Farbe Rot.

Die Gruppe der eiweißreichen Lebensmittel, wie beispielsweise Fleisch, Fisch, Milchprodukte (z.B. Quark, Joghurt), Käse, Hülsenfrüchte und Nüsse, bekommt einen blauen Anstrich verpasst.

Nun fehlen noch die Getränke. Hier unterscheiden Sie zwischen Säften, Limonaden sowie allen gesüßten Getränken, die Sie mit gelber Farbe anmalen und allen Milchmixgetränken (Cappuccino, Latte macchiato, Chai Latte), die blau eingefärbt

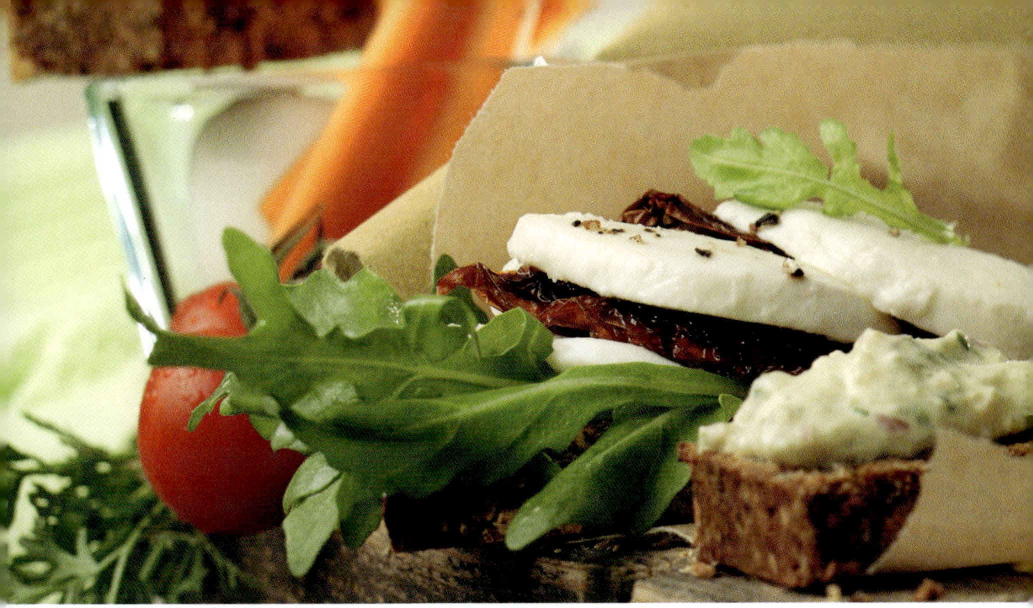

werden. Trinken Sie letztere gesüßt, dann, Sie ahnen es, werden diese Getränke gelb gekennzeichnet. Ungesüßte bzw. zuckerfreie Getränke wie Wasser, Kaffee und Tee bekommen einfach nur ein Häkchen.

Fast geschafft! Welche Lebensmittelgruppe ist am meisten vorhanden? Welche Farbe bestimmt das Bild?

Ordnen Sie abschließend die farblich markierten Lebensmittelgruppen (kohlenhydratreiche Lebensmittel, Eiweißlieferanten, Gemüse, Obst sowie Getränke) in Abhängigkeit ihrer verzehrten Menge zu einer Pyramide.

Vergleichen Sie Ihre Pyramide mit der LOGI-Pyramide (siehe Seite 7). Was fällt Ihnen auf? Ist die Basis Ihrer Pyramide grün, gefolgt von blau, rot und ganz wenig gelb? Dann machen Sie schon vieles richtig und sind auf einem guten Weg. Dominiert auf Ihrer Abbildung dagegen die Farbe Gelb, dann essen Sie (zu) viele Kohlenhydrate, vermutlich vor allem in Form von Brot, Brötchen, Nudeln und gesüßten Getränken, denn das sind die weitverbreitetsten Kohlenhydratfallen.

Jetzt ist für Sie ein geeigneter Zeitpunkt, Ihre Ernährung auf LOGI umzustellen und Ihre Mahlzeiten fortan kohlenhydratarm, dafür aber reich an Eiweiß und fettbetont zu gestalten. Nicht verzagen! Nur wer weiß, wo er gerade steht und anschließend ein konkretes Ziel formuliert, wird auch langfristig eine neue Richtung erfolgreich einschlagen können.

Ernährungs-Tagesprotokoll

Frühstück

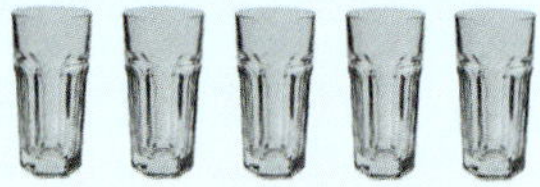

Snack

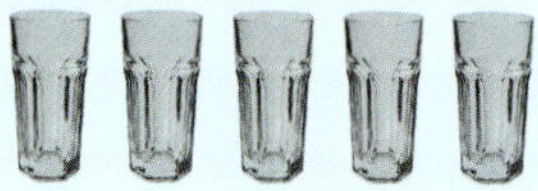

Mittagessen

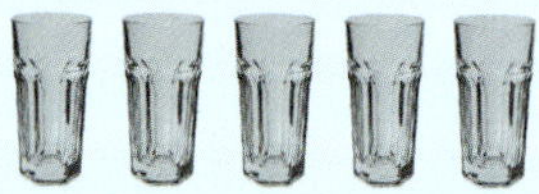

Snack

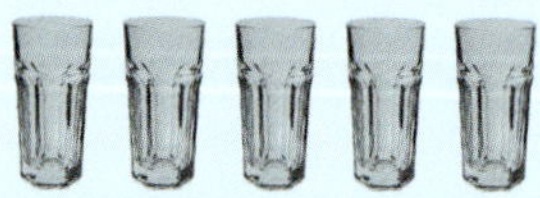

Abendessen

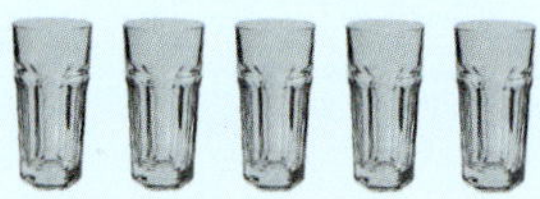

Snack

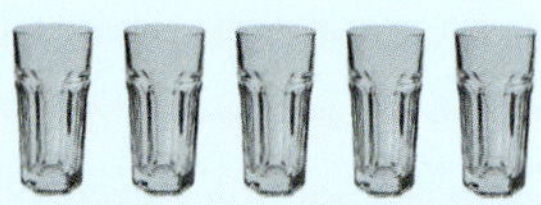

Jedes »Glas« steht für 200 ml. Markieren Sie farblich, wie auf den beiden vorherigen Seiten vorgeschlagen.

Verwenden Sie diese Doppelseite am besten als Kopiervorlage, wenn Sie Ihr Tagesprotokoll öfter als einmal während der Schwangerschaft auswerten möchten.

Name:

Datum: Schwangerschaftswoche:

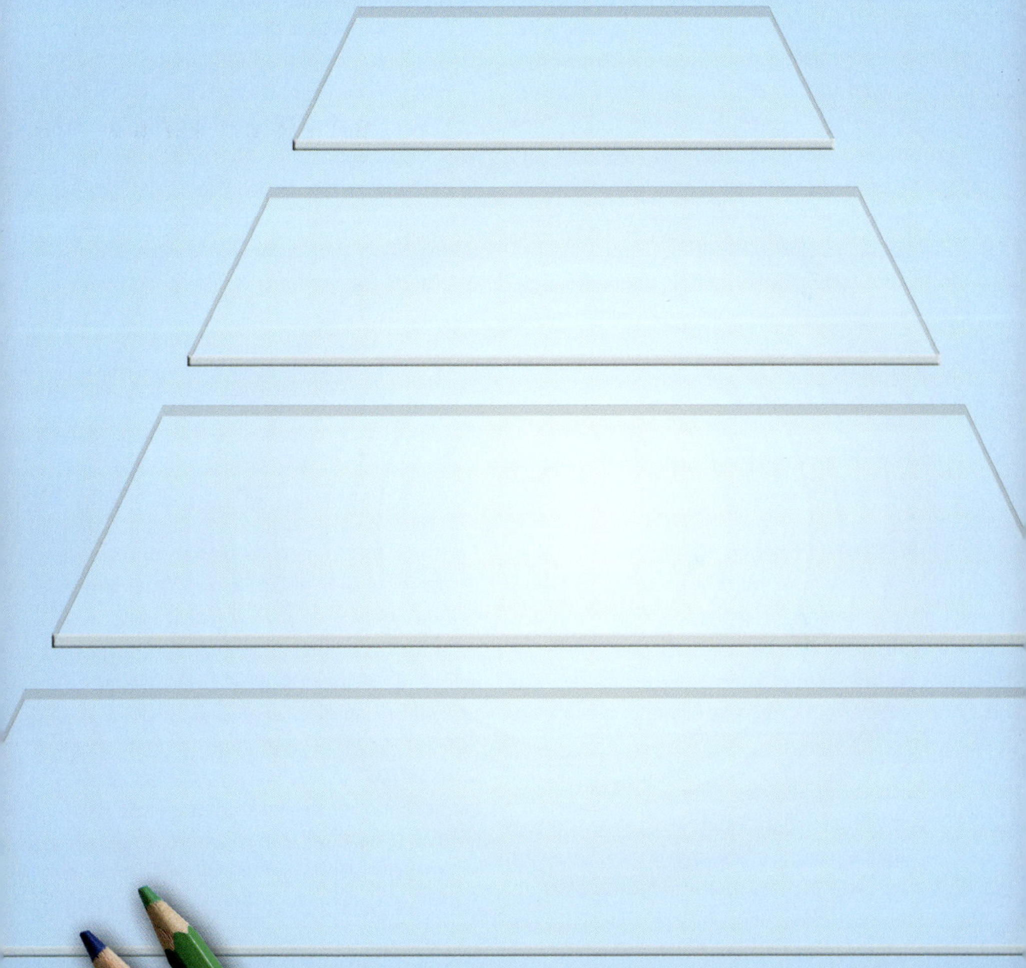

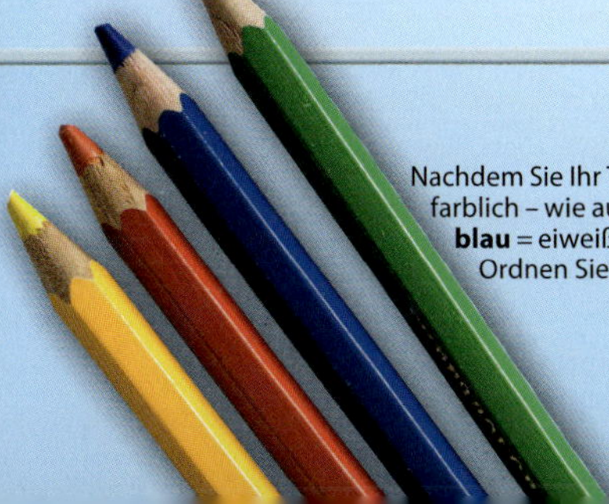

Nachdem Sie Ihr Tagesprotokoll ausgefüllt haben, kennzeichnen Sie alle Lebensmittel farblich – wie auf den vorherigen Seiten vorgeschlagen. **Rot** = Obst, **grün** = Gemüse, **blau** = eiweißreiche Lebensmittel, **gelb** = stärke- und zuckerreiche Lebensmittel. Ordnen Sie die Lebensmittel nach der Häufigkeit ihrer »Farbe« in die Pyramide ein.

Die wichtigsten Mythen rund um die Ernährung in der Schwangerschaft

Bestimmt kennen Sie auch den ein oder anderen Schwangerschaftsmythos, der sich hartnäckig und über die Jahrzehnte hinweg in den Köpfen der Menschen verankert hat. Nicht nur die werdende Oma, sondern auch der Rest der Familie und Freunde haben zahlreiche gut gemeinte Ratschläge für die werdende Mutter parat, die sie über das »richtige« und »falsche« Essen und Trinken oder über das »ideale« Maß an körperlicher Aktivität in der Schwangerschaft aufklären sollen.

Doch mal ehrlich, oftmals sind diese alten (»Halb«-)Weisheiten doch eher verwirrend als wirklich produktiv und hilfreich. In den folgenden Kapiteln werden die wichtigsten Schwangerschaftsmythen auf ihren Wahrheitsgehalt hin überprüft. Welche Empfehlung für Schwangere ist wirklich sinnvoll und welche entpuppt sich dagegen als »Luftnummer« und ist längst überholt? Sie werden es gleich erfahren!

Mythos »Essen für zwei«

In Zeiten, in denen Nahrungsmittel Mangelware waren, machte diese Empfehlung für Schwangere sicherlich Sinn. Vom »zu wenigen« war das Doppelte dann vielleicht gerade genug, um die Versorgung von Mutter und Kind ausreichend gewährleisten zu können.

Tatsächlich ist der Energiebedarf in der Schwangerschaft aber nur ganz geringfügig erhöht. Gerade mal einen Zuschlag von zehn Prozent mehr Nahrungsenergie benötigt eine schwangere Frau im Vergleich zu einer Nichtschwangeren und das erst im letzten Drittel der Schwangerschaft. Dieses »Mehr an Kalorien« für Schwangere entspricht in etwa einem Joghurt (3,5 % Fett) mit 200 Gramm Erdbeeren und zwei Esslöffeln Mandelblättchen, 70 Gramm Gouda (45 % Fett i. Tr.), ½ Mozzarella mit zwei Tomaten und einem Esslöffel Olivenöl oder 250 Milliliter Milch (3,5 % Fett) mit drei Esslöffeln Haferflocken. Somit ist die Empfehlung »Essen für zwei« aus energetischer Sicht in der Tat ein Mythos, der so heute keine Gültigkeit besitzt und Ihren und den Stoffwechsel Ihres Babys ganz im Gegenteil sogar sehr belasten würde.

Anders sieht es allerdings aus, wenn man sich den Bedarf einer schwangeren Frau an Mikronährstoffen anschaut. Im Gegensatz zum Kalorienbedarf ist der Vitamin- und Mineralstoffbedarf in der Schwangerschaft

der Referenzwerte für nicht schwangere Frauen
[Quelle: Koletzko et al. *Ernährung in der Schwangerschaft* DMW 2012]

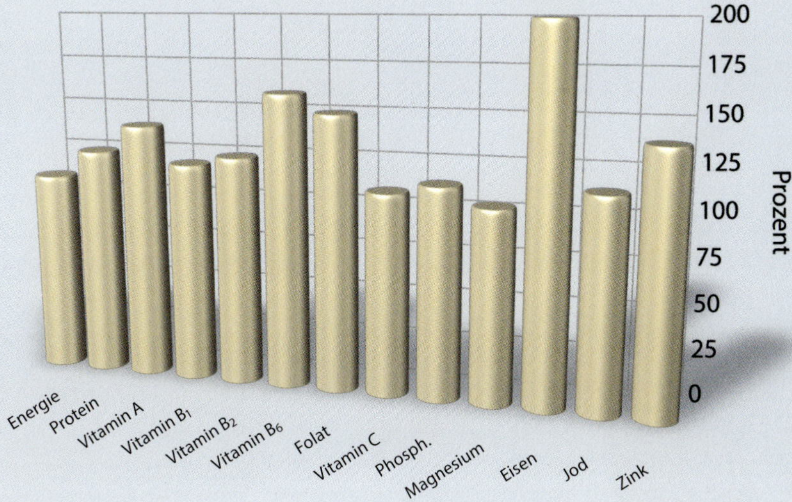

tatsächlich deutlich erhöht. Wir wissen heute, dass Kinder, deren Mütter in der Schwangerschaft eine adäquate Nährstoffversorgung aufwiesen, von Anfang an bessere Ausgangsbedingungen für eine gesunde Entwicklung haben.

Dieser Mehrbedarf, den Sie auch in der Abbildung oben sehen, entsteht ab dem vierten Schwangerschaftsmonat. Für Folsäure und Jod wird von den medizinischen Fachgesellschaften eine Substitution sogar bereits vor dem Beginn einer Schwangerschaft empfohlen. Während die meisten Vitamine und Mineralstoffe über eine ausgewogene Ernährung in ausreichender Menge aufgenommen werden können, zählen Folsäure, Jod und Eisen im Rahmen einer Schwangerschaft zu den sogenannten »kritischen« Nährstoffen. Ein guter Grund, sich diese drei im Folgenden mal etwas genauer anzuschauen.

Folsäure

Nüchtern betrachtet ist das Heranwachsen eines menschlichen Lebens lediglich ein Prozess der ständigen Zellteilung. Eine befruchtete Eizelle verdoppelt sich, und es werden 4, 8, 16, 32 usw. Zellen daraus, bis schließlich ein menschliches Wesen mit vielen Billionen Zellen entsteht. Damit sich die Zellen komplikationslos verdoppeln können, ist das Vitamin Folsäure von großer Bedeutung. Achten Sie daher auf eine ausreichende Versorgung mit Folsäure – und zwar am besten schon ab dem Zeitpunkt des Kinderwunsches.

Mit einer optimalen Folsäureversorgung vor und während der Schwangerschaft unterstützen Sie das Wachstum und die gesunde Entwicklung Ihres Kindes sehr. So konnte in verschiedenen wissenschaftlichen Studien gezeigt werden, dass die Häufigkeit von Fehlbildungen, wie den Neuralrohrdefekten (z. B. »offener Rücken«),

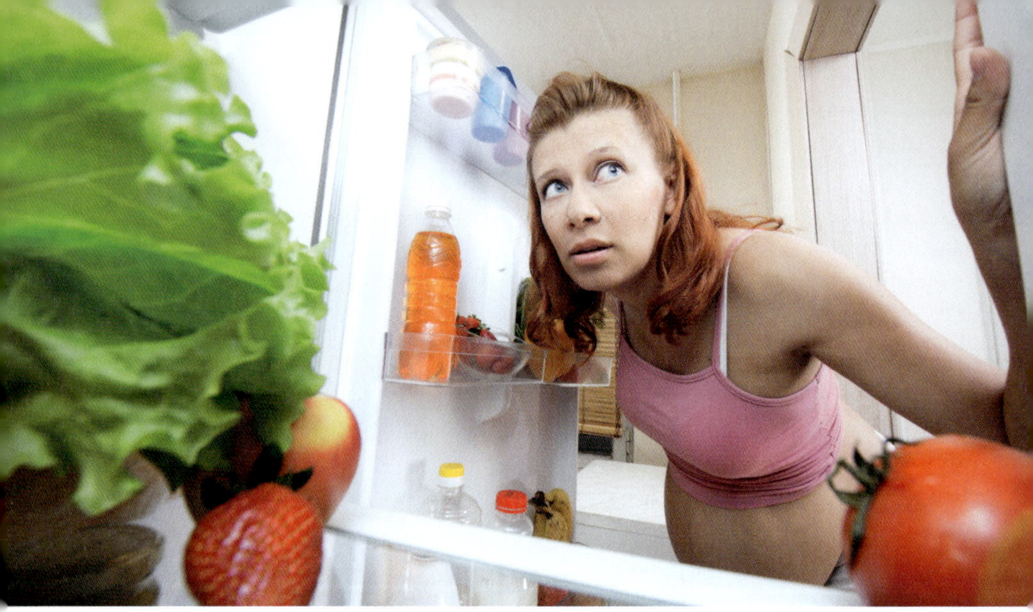

bei den Kindern um etwa 50 bis 70 Prozent gesenkt werden konnte, wenn die werdenden Mütter ausreichend Folsäure aufgenommen haben.

Die Zufuhrempfehlung von Folsäure liegt für Schwangere bei 550 Mikrogramm (µg) am Tag und ist damit um gut 80 Prozent höher als bei Nichtschwangeren. Mit LOGI landen zahlreiche folsäurereiche Lebensmittel auf Ihrem Teller. Insbesondere tierische Produkte wie Quark, Käse und Ei(-gelb) weisen eine gute Folsäure-Bioverfügbarkeit auf. Aber auch Gemüse (v. a. Kohlarten, grünes Blattgemüse), Hülsenfrüchte (z. B. Linsen, Kichererbsen, Bohnen) und Nüsse (z. B. Haselnuss, Walnuss) sind wertvolle pflanzliche Folsäurelieferanten. Über die LOGI-Ernährung nehmen Sie damit schon einen Großteil der Folsäure über Lebensmittel auf. Da die Folsäure aber zu den kritischen Nährstoffen in der Schwangerschaft zählt, sollten auch schwangere Frauen, die sich LOGIsch ernähren, vorsichtshalber täglich 400 Mikrogramm Folsäure in Form von Nahrungsergänzungsmitteln einnehmen, um sicher zu gehen, dass die Zufuhrempfehlung erreicht und das Baby optimal versorgt ist.

Folsäurelieferanten aus der LOGI-Küche

Lebensmittel	Folsäuregehalt in µg / 100 g
Grünkohl	187
Rosenkohl	182
Spinat	145
Feldsalat	142
Brokkoli	111
Fenchel	100
Haselnüsse	90
Ei	67
Erdbeeren	65
Grüne Bohnen	56
Käse (z. B. Maasdamer)	30
Quark (40 % Fett i. Tr.)	30
Möhren	17
Magerquark (< 10 % Fett i. Tr.)	15

Hinweis: Folsäure reagiert nicht nur sehr empfindlich auf lange Lagerzeiten, auch durch hohe Temperaturen (z.B. beim Kochen) kann bis zu 70 Prozent der Folsäure im Lebensmittel zerstört werden. Genießen Sie Gemüse und Obst daher am besten immer frisch und roh.

Jod

Die Schilddrüse braucht Jod. Mit diesem elementaren Spurenelement stellt sie die lebensnotwendigen Schilddrüsenhormone her, die für die Steuerung von wichtigen Stoffwechselvorgängen im Körper der Mutter und dem des Kindes verantwortlich sind. Schilddrüsenhormone sind deshalb von zentraler Bedeutung, wenn es um ein gesundes Wachstum und die Entwicklung der Organe, des Nervensystems, des Gehirns und der Muskulatur geht. Während der Schwangerschaft ist nicht nur die mütterliche, sondern ab der zwölften Schwangerschaftswoche auch die kindliche Schilddrüse aktiv. Mit einer guten Jodversorgung unterstützen Sie daher die gesunde Entwicklung Ihres Kindes.

Die empfohlene tägliche Jodzufuhr in der Schwangerschaft liegt bei 200 bis 230 Mikrogramm. Vor allem Meeresfische (z.B. Seelachs, Kabeljau) sind geeignete Jodquellen und stehen bei der LOGI-Ernährung regelmäßig auf dem Speiseplan. Zusätzlich ist auch die Verwendung von jodiertem Speisesalz hilfreich, um die tägliche Jodaufnahme über Lebensmittel zu erhöhen. Sicherheitshalber sollten Sie 100 Mikrogramm Jod dennoch täglich über Nahrungsergänzungsmittel einnehmen, um die Zufuhrempfehlung zu erreichen.

Jodlieferanten aus der LOGI-Küche

Lebensmittel	Jodgehalt
Seelachs	200 µg / 100 g
Kabeljau	170 µg / 100 g
Jodiertes Speisesalz	100 µg / 5 g
Milch	50 µg / 0,5 l
Feldsalat	35 µg / 100 g
Sonnenblumenkerne	15 µg / 100 g
Möhren	15 µg / 100 g
Hartkäse (Emmentaler)	12 µg / 100 g
Blattspinat	12 µg / 100 g
Meersalz	10 µg / 5 g

Weitere Empfehlungen für eine ausreichende Jodversorgung:

- Benutzen Sie jodiertes Speisesalz.
- Essen Sie zweimal in der Woche Meeresfisch wie z.B. Seelachs, Kabeljau.
- Essen Sie regelmäßig Milchprodukte wie Buttermilch, Joghurt oder Quark.

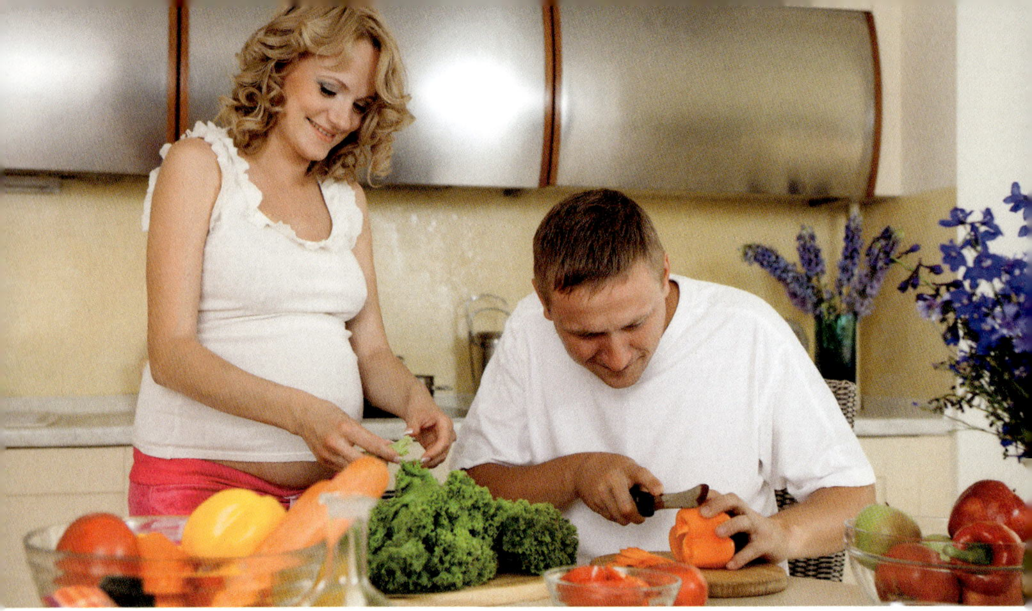

Eisen

Eisen wird im Körper u.a. für die Blutbildung, die Sauerstoffversorgung, für die Enzymaktivität und den Energiestoffwechsel benötigt. Während der Schwangerschaft stellt der mütterliche Organismus 30 bis 40 Prozent mehr Blut her, um die Gebärmutter und den Mutterkuchen (Plazenta) ausreichend mit Nährstoffen versorgen zu können. Um rote Blutkörperchen zu produzieren und damit die Sauerstoffversorgung des Kindes sicherstellen zu können, benötigt der Körper Eisen. Mit einer adäquaten Zufuhr dieses wichtigen Mineralstoffs sorgen Sie also für eine optimale Sauerstoffversorgung Ihres und des kindlichen Organismus. Sie müssen keine Erschöpfungszustände fürchten, sondern können sich auf eine energiereiche Zeit freuen. Zudem legen Sie damit einen weiteren bedeutsamen Grundstein für die optimale Entwicklung Ihres Kindes und eine komplikationsfreie Geburt.

Die empfohlene tägliche Eisenzufuhr in der Schwangerschaft liegt mit 30 Milligramm um 100 Prozent höher als die für Nichtschwangere. Eine ausreichende Eisenaufnahme über die Nahrung zu gewährleisten ist nicht ganz so leicht, wie das bei anderen Vitaminen und Mineralstoffen der Fall ist. Denn normalerweise wird gerade einmal ca. zehn Prozent des mit der Nahrung zugeführten Eisens über den Darm auch in den Körper aufgenommen und steht dort zur Erfüllung seiner Aufgaben bereit.

Der Großteil wird stattdessen einfach ungenutzt wieder ausgeschieden. Wie unpraktisch, wo doch gerade für Schwangere dieser Mineralstoff so bedeutsam ist. Aber Mutter Natur wäre nicht Mutter Natur, wenn sie nicht einen pfiffigen »Trick« auf Lager hätte, um sich diesem Mehrbedarf an Eisen anzupassen. Wie der geht? Ganz einfach: Bei schwangeren Frauen steigt im Verlauf der Schwangerschaft die Fähigkeit, mehr Eisen aus dem Lebensmittel absorbieren zu können, und zwar insbesondere im letzten Schwangerschaftsdrittel auf etwa 50 Prozent.

Achten die Frauen zugleich auf eine gezielte Auswahl an eisenreichen Lebensmitteln (siehe Tabelle unten), wie sie in der LOGI-Küche weitverbreitet sind, dann lässt sich eine Versorgung mit Eisen in der Regel gut sicherstellen. Eine prophylaktische Einnahme von Eisenpräparaten ist in diesem Fall unnötig und würde womöglich sogar eher unangenehme Nebenwirkungen, wie z.B. Verstopfungen, mit sich bringen, auf die man gut und gerne verzichten kann. Aber keine Sorge: Ihr Eisenspiegel im Blut wird im Rahmen Ihrer Vorsorgeuntersuchungen regelmäßig überprüft, und erst wenn auffällige Blutwerte entdeckt werden, ist tatsächlich auch eine Substitution notwendig und sinnvoll.

Eisenlieferanten aus der LOGI-Küche

Lebensmittel	Eisengehalt in mg / 100 g
Kidneybohnen	6
Melde	6
Wildente	4
Rindersteak	3
Rinderhackfleisch	3
Feldsalat	2
Hühnerei	2
Johannisbeere, schwarz	1
Putenbrust	1
Fenchel	1
Himbeere	1
Brombeere	1
Erdbeere	1

Hinweis: Generell ist Eisen aus tierischen Lebensmitteln für den Menschen besser verwertbar als solches aus pflanzlichen Quellen. Wenn Sie eine vegetarische Ernährungsweise bevorzugen, kombinieren Sie daher pflanzliche Eisenlieferanten mit Vitamin C, denn dadurch erhöhen Sie die Bioverfügbarkeit von Eisen aus pflanzlichen Lebensmitteln. Vitamin-C-reich sind verschiedene Gemüse, wie z.B. Paprika, Brokkoli und Rosenkohl, aber auch Obst wie Zitronen, Johannisbeeren oder Granatäpfel. Bereiten Sie zum Beispiel Ihren Linsensalat mit Paprika und einer Vinaigrette aus Olivenöl mit frischem Zitronensaft zu.

Ein eisenreicher Tag mit LOGI

Frühstück

- Schinken-Fenchel-Rührei:
  2 Eier, 50 g Schinken (gekocht),
  50 g Zwiebeln, 50 g Fenchel
  4,6 mg Eisen

Mittagessen

- Chili con Carne:
  100 g Zwiebeln, 150 g Paprika,
  150 g Hackfleisch, 200 g Kidneybohnen
  8,8 mg Eisen

Abendessen

- Brokkoli-Fenchel-Auflauf: 200 g Brokkoli, 200 g Fenchel, 2 Eier, 30 g Parmesan
  8,3 mg Eisen

- Rote Grütze (100 g)**1,0 mg Eisen**

Summe 22,7 mg Eisen

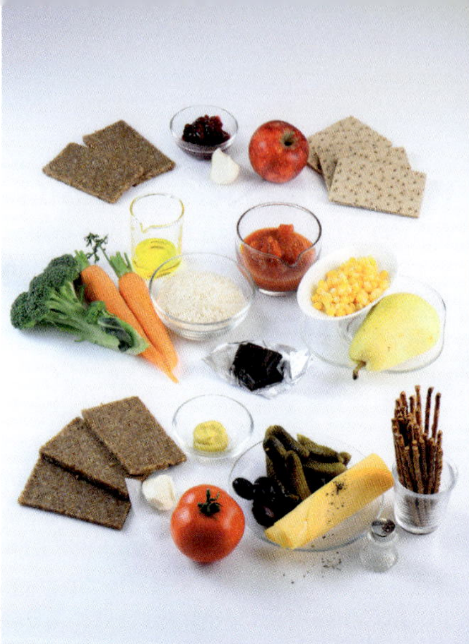

DGE: 1.625 g Lebensmittel

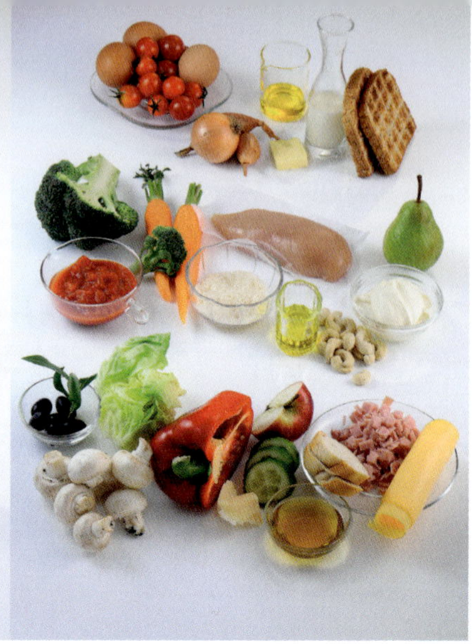

LOGI: 2.130 g Lebensmittel

Präventive Ernährung/Fehlernährung
Ulrike Gonder und Nicolai Worm

Nährstoffreich und energiebewusst mit LOGI

Schwangere Frauen benötigen reichlich Vitamine und Mineralstoffe. Aber nicht nur für Jod, Folsäure und Eisen, sondern auch für andere Mikronährstoffe wie Selen, Kalium, Kalzium oder Zink gilt, dass die Einnahme von Nahrungsergänzungen eine gesunde und abwechslungsreiche Ernährung nicht ersetzen kann.

Sehen Sie sich bitte die beiden Abbildungen oben auf der Seite an. Die Bilder zeigen jeweils die Zusammenstellung aller Nahrungsmittel für einen kompletten Tag und zwar auf der linken Seite entsprechend den Empfehlungen der Deutschen Gesellschaft für Ernährung (DGE) und rechts nach den LOGI-Empfehlungen. Damit wir die Unterschiede der zwei Pläne gut erkennen können, sind beide für einen durchschnittlichen Kalorienbedarf von 2.220 Kalorien am Tag berechnet. Bei der LOGI-Methode kommen mit der bunten Auswahl aus verschiedensten stärke- und zuckerarmen Gemüse- und Obstsorten vorwiegend Lebensmittel auf den Tisch, die von Natur aus reich an vielen Vitaminen, Mineralstoffen und Ballaststoffen sind, und die damit einen wertvollen Beitrag zur täglichen Nährstoffversorgung, insbesondere auch in der Schwangerschaft, leisten. Bei Salaten, Paprika, Gurke, Beeren und Co. spricht man daher auch von einer hohen Nährstoffdichte, d. h. diese Nahrungsmittel liefern große Mengen Vitamine und Mineralstoffe und gleichzeitig nur wenig Energie bzw. Kalorien.

Sticht Ihnen bei den Abbildungen auch die Gewichtsangabe von 2.130 Gramm ins Auge? Mit einem LOGI-Speiseplan nehmen Sie täglich über zwei Kilogramm Lebensmittel zu sich, während es nach dem Tagesplan der Fachgesellschaft gerade mal 1,5 Kilogramm sind. Die wasser-, nähr- und ballaststoffreichen, aber zugleich energiearmen Gemüse, Salate, Pilze und Früchte bilden die Basis der täglichen LOGI-Ernährung und können reichlich in allen erdenklichen Variationen zubereitet und verspeist werden. Damit es noch besser schmeckt, darf auch der Geschmacksträger Fett aus pflanzlichen Ölen oder der Butter bei der Mahlzeitenzubereitung nicht fehlen. Diese Fette haben zwar einen vergleichsweise hohen Energie- bzw. Kaloriengehalt, der sich aber in LOGIscher Kombination mit viel energiearmem Gemüse, Obst usw. nicht nachteilig auf die Gesamtenergiebilanz auswirkt und Sie somit keine übermäßige Kalorienzufuhr fürchten müssen. Damit wird deutlich, warum es bei der LOGI-Ernährung kein Kalorienzählen braucht, um sein Idealgewicht zu halten oder nach dem Wochenbett schneller wieder zur alten Form zurückzufinden.

Haben Sie die zwei wasserärmsten Lebensmittel in den Abbildungen entdeckt?*

Nun wissen Sie es bereits, der »gewichtige« Vorteil von LOGI liegt bei den frischen wasserreichen Lebensmitteln, wie dem Gemüse und dem Obst, aber auch in Fleisch und Fisch ist viel Wasser gebunden. Diese Lebensmittel spielen auch eine ganz entscheidende Rolle, wenn es um die richtige Sättigung geht. Denn durch ihren hohen Wassergehalt sind sie voluminös und schwer, weshalb sich unser Magen nach dem Verzehr von reichlich Gemüse wesentlich mehr ausdehnt. Die Dehnung der Rezeptoren in der Magenwand signalisiert unserem Gehirn, dass der Magen »voll« ist und die Sättigung setzt ein. Zudem geht man davon aus, dass es in etwa eine Magenfüllung von 400 bis 500 Gramm Lebensmitteln braucht, um sich richtig satt fühlen zu können.

Zur Verdeutlichung: 500 Gramm gemischtes Gemüse hat nur ca. 200 Kalorien. Die gleiche Menge an Roggenvollkornbrot liefert ca. 1.000 Kalorien und ist damit nicht nur sehr kalorien-, sondern auch kohlenhydratreich.

Gemüse, Obst und Hülsenfrüchte enthalten zudem reichlich Ballaststoffe. Diese tragen aufgrund ihrer hervorragenden Quelleigenschaften im Magen-Darm-Trakt ebenfalls zu einer guten Sättigung bei, denn ein Nahrungsbrei, der reich an solchen Quellstoffen ist, wird langsamer verdaut. Dies wirkt sich darüber hinaus nicht nur günstig auf einen stabilen Blutzuckerspiegel aus, sondern hilft zudem, Verstopfungen vorzubeugen.

Eiweiße sind unverzichtbare kleine Meister, wenn es um eine clevere Sättigung geht. Nach dem Verzehr von proteinreichen Lebensmitteln wie Fleisch, Fisch, Quark oder Buttermilch wird nämlich ein Signal an das Gehirn geschickt, welches ein lang anhaltendes Sättigungsgefühl auslöst. Deshalb ist eine Portion eines Eiweißlieferanten ein sinnvolles »Muss« in jeder LOGI-Mahlzeit, wenn man so lange wie möglich satt bleiben möchte.

Mit einer Ernährung nach der LOGI-Methode in der Schwangerschaft schlagen Sie letztlich zwei Fliegen mit einer Klappe, denn Sie liefern Ihrem Körper die Nähr-

*Knäckebrot und Salzstangen

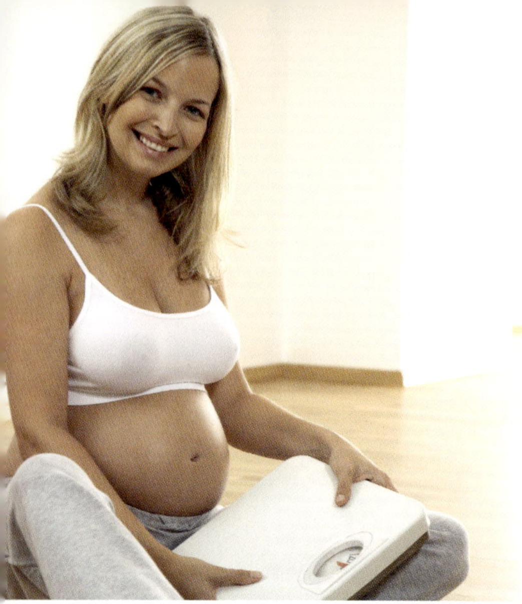

Da Schwangerschaftshormone, wie z. B. Östrogene oder auch das Humane Plazentalaktogen, einen erhöhten Blutzuckerspiegel begünstigen, tritt bei den schwangeren Frauen natürlicherweise eine leicht diabetische Stoffwechsellage (u. a. erhöhte Insulinkonzentration) ein. Kommt nun noch hinzu, dass die tägliche Ernährung weniger optimal ist, da sie sehr kalorien-, kohlenhydrat- und fettreich ist und man sich öfters mal denkt »Ich nehme ja sowieso zu, da kommt es auf das ein oder andere Eis doch nicht an«, dann haben wir hier gleich zwei Einflussfaktoren, die einen Schwangerschaftsdiabetes heraufbeschwören können.

stoffe in Hülle und Fülle, die gerade jetzt so wichtig für ihn sind, und gewährleisten zugleich eine bewusste Energiezufuhr, die der Zunahme überflüssiger Schwangerschaftspfunde entgegenwirkt.

Darüber hinaus vermindern Sie das Risiko, einen Schwangerschaftsdiabetes (Gestationsdiabetes) zu entwickeln. Es handelt sich hierbei um eine Erkrankung des Kohlenhydratstoffwechsels, die erstmals in der Schwangerschaft auftritt oder zu diesem Zeitpunkt erstmalig diagnostiziert wird. Ob Sie von dieser Erkrankung betroffen sind, kann nur durch einen Such- bzw. Vortest festgestellt werden. Dieser Test findet zwischen der 24. und 28. Schwangerschaftswoche statt und wird Ihnen routinemäßig im Rahmen Ihrer Vorsorgeuntersuchungen angeboten.

Auf die hormonelle Situation haben Sie keinen Einfluss, und mit der Geburt Ihres Kindes verändert sich diese ganz von allein zurück zur Ausgangssituation. Anders als beim Typ-2-Diabetes kommt es beim Schwangerschaftsdiabetes außerdem nicht zu Schädigungen im Körper der Frau, weil die Zeit der Krankheitsdauer auf die Zeit der Schwangerschaft begrenzt bleibt.

Werden nun aber reichlich Kohlenhydrate in Form von Backwaren, Süßigkeiten und Softdrinks aufgenommen, dann gelangt das »süße« mütterliche Blut über den Mutterkuchen und die Nabelschnur auch zum Kind. Der kindliche Organismus muss nun wiederum viel Insulin bereitstellen, um den Zucker aus dem Blut herauszubekommen und eine »Verzuckerung« zu vermeiden. Normalerweise laufen alle Verdauungsorgane beim Kind noch auf Sparflamme, solange das Baby über die Mutter versorgt wird. Wegen des Überangebots an Zucker müssen die Leber und die Bauchspeicheldrüse des Kindes aber nun schon sehr früh viel leisten.

Auch beim ungeborenen Kind wird der überschüssige Zucker in Fett umgewandelt und als solches in den Körper eingebaut. Durch den vermehrten Anstrom von Zucker und dem damit einhergehenden erhöhten Insulinspiegel kann es zudem zu einem starkem Wachstum des Ungeborenen, insbesondere am Körperstamm (Bauch, Brust, Schulterregion, Kopf) kommen, da das Insulin zugleich auch wachstumsfördernd wirkt. Das Baby wird folglich dicker und größer. Außerdem produziert das Kind unter diesen »zuckrigen« Bedingungen mehr Urin, wodurch die Fruchtwassermenge zunimmt. Letztlich sind all dies Faktoren, die das Risiko einer Frühgeburt erhöhen. Auch bei der Geburt selbst kann z.B. das Durchtreten der kindlichen Schulter erschwert sein. Kinder diabetischer Mütter haben nach der Geburt zudem ein erhöhtes Risiko, an einer schweren Gelbsucht zu erkranken.

Heute wissen wir, dass die Veranlagung eines Kindes, im Verlauf seines Lebens übergewichtig zu werden oder Stoffwechselerkrankungen wie den Typ-2-Diabetes zu entwickeln, entscheidend von seiner Entwicklung im Mutterleib geprägt wird. Vor diesem Hintergrund empfiehlt es sich einmal mehr, auf eine gesunde Ernährungsweise in der Schwangerschaft zu achten. Die LOGI-Methode kommt der (diabetischen) Stoffwechselsituation einer schwangeren Frau sehr entgegen, da bewusst stärke- und zuckerarme Lebensmittel ausgewählt werden, die einen konstanten Blutzucker- und Insulinspiegel begünstigen und letztere nicht unnötig zusätzlich in die Höhe treiben. So wird nicht nur das Risiko eines Schwangerschaftsdiabetes reduziert, sondern darüber hinaus auch der Stoffwechsel des Kindes geschont.

Schwangere Frauen werden an Gewicht zunehmen, das ist richtig und wichtig. Die Empfehlungen über die Höhe der Gewichtszunahme richtet sich nach dem individuellen Ausgangsgewicht einer Frau, also dem Gewicht, mit dem sie in die Schwangerschaft gestartet ist. Im Moment orientiert man sich an dem BMI (Body-Mass-Index), der aus ihrem Gewicht und ihrer Größe berechnet wird.

BMI vor der Schwangerschaft in kg/m²	Gewichtszunahme (gesamt) in kg bis zur Geburt	Gewichtszunahme (in kg pro Woche) ab der 14. SSW
< 18,5	12,5–18	0,5–0,6
18,5–24,9	11,5–16	0,4–0,5
25,0–29,9	7–11,5	0,2–0,3
≥ 30	5–9	0,2–0,3

Bis zur 13. Schwangerschaftswoche geht man von einer Gewichtszunahme von 0,5 bis 2,0 Kilogramm aus.

Mythos »Sie dürfen keinen Rohmilchkäse essen«

Wie kommt es überhaupt zu der weitverbreitenden Annahme, dass man in der Schwangerschaft keinen rohen Käse und kein rohes Fleisch essen sollte? Mit dieser Empfehlung möchte man vermeiden, dass sich Ihr ungeborenes Kind mit einer Lebensmittelinfektion ansteckt. Dabei handelt es sich genau genommen um zwei verschiedene Erkrankungen, die in der Phase der Schwangerschaft besonders kritisch betrachtet werden: die Listeriose und die Toxoplasmose.

Die Listeriose ist eine Infektionserkrankung, die durch kleine widerstandsfähige Bakterien, die Listerien, ausgelöst wird, welche eigentlich überall, in der Erde, in Abwässern und eben auch in Lebensmitteln wie Rohmilch, rohem Fleisch und rohem Fisch, leben. Listerien finden es sogar bei kühleren Temperaturen recht kuschelig und vermehren sich deshalb auch im Kühlschrank.

Die Folgen einer Listerioseerkrankung können für Ihr Kind sehr schwerwiegend sein, weil in diesem Fall, und ganz anders als bei vielen anderen Erkrankungen, die Plazenta keinen ausreichenden Schutz bietet, was sogar bis zur Früh- oder Totgeburt führen kann. Die Wahrscheinlichkeit, dass sich Ihr Baby tatsachlich mit Listeriosebakterien infiziert, ist allerdings sehr gering. Pro Jahr gibt es in Deutschland ungefähr 30 gemeldete Listerioseerkrankungen bei Neugeboren. Die Gefahr, an einer Listeriose zu erkranken, ist damit 1.000-mal geringer, als das Risiko, einen Schwangerschaftsdiabetes zu entwickeln. Sollten jedoch Symptome wie Fieber, Kopfschmerzen, Durchfall und/oder grippeähnliche Symptome auftreten, ist es immer ratsam, dass Sie sicherheitshalber einen Arzt zur entsprechenden Abklärung aufsuchen.

Wichtig ist es, zu verstehen, wie es zu einer Infektion kommen kann: Gefährlich ist die Aufnahme von Lebensmitteln mit einer Belastung von mehr als 100.000 Keimen pro Gramm Nahrungsmittel. Das Lebensmittelrecht verbietet es aber, Lebensmittel mit mehr als 100 Keimen pro Gramm zu verkaufen. Entscheidend sind also die geeignete Lagerung und Hygiene zu Hause, denn Listerien vermehren sich sehr schnell. Was genau Sie gegen diese Keime tun können, werden Sie gleich noch genauer erfahren.

Toxoplasmen sind winzige Parasiten, die primär über den Katzenkot übertragen werden. Durch fehlende oder falsche Hygienemaßnahmen, z. B. nach dem Reinigen des Katzenklos, können die Toxoplasmen nun über die »dreckigen« Hände auch auf den Salat gelangen. Da diese Parasiten als Zwischenwirte auch andere Tiere bewohnen, gilt der Verzehr von nicht durchgegartem Fleisch oder roher, also auch luftgetrockneter Wurst ebenfalls als problematisch. Viele Menschen haben bereits solch eine Infektion in ihrem Leben gehabt und falls das bei Ihnen auch so sein sollte, dann sind in Ihrem Körper bereits Antikörper vorhanden und Ihr Kind ist geschützt. Im Rahmen Ihrer Schwangerenvorsorge kann deshalb durch Ihre Hebamme oder Ihren Frauenarzt bzw. Ihre Frauenärztin Ihr Blut auf entsprechende Antikörper hin untersucht werden.

Wie können Sie diesen beiden Infektionskrankheiten vorbeugen?

Es sind die einfachen Dinge, die auch hier helfen! Die altbekannten Hygieneregeln sind die effektivste Maßnahme, um sich vor derartigen Infektionen zu schützen:

- Waschen Sie Ihre Hände immer gründlich vor der Zubereitung roher Speisen.
- Salate, rohes Gemüse und Obst gründlich waschen.
- Fleisch und Fisch gründlich durchgaren, denn Lebensmittel, die über 70 °C erhitzt werden, sind frei von Listerien und Toxoplasmen.
- Rohmilch kochen.
- Benutzen Sie unterschiedliche Schneidebretter, am besten in unterschiedlichen Farben, für die getrennte Zubereitung von Fleisch und rohem Gemüse.
- Bewahren Sie frisch gekochte Speisen im Kühlschrank auf und decken Sie diese mit einem Deckel ab, damit keine Keime nachträglich in die Speisen gelangen.
- Wischen Sie Ihren Kühlschrank mit einem stark fettlöslichen Spülmittel. Listerien mögen zwar unempfindlich gegenüber Kälte sein, aber auf sauberen, fettfreien und trockenen Flächen fühlen sie sich dann doch nicht so wohl.

Tipp: Jetzt ist auch der richtige Zeitpunkt um das Thema »Händewaschen« mit den Geschwisterkindern einzuüben. Ein praktischer Tipp hierfür: Das Lied »Happy birthday to you« zweimal gesungen entspricht genau den 20 Sekunden, die ein Durchgang »ordentliches« Händewaschen dauern sollte. Waschen Sie die Hände mit Seife unter fließendem Wasser und achten Sie auch auf die Bereiche zwischen den Fingern. Anschließend werden die Hände gut abgetrocknet – auch hier sollte der Fingerzwischenraum nicht zu kurz kommen. Mit dem gründlichen Händewaschen reduzieren Sie auf simpelste Weise das Risiko, auch für ihr Neugeborenes, an einem Magen-Darm-Virus zu erkranken.

Fazit: Dieser Mythos ist also gar keiner. Tatsächlich besteht zum einen beim Verzehr von rohem Fleisch, Fisch, Rohmilchprodukten und rohen Eiern die Gefahr, sich mit Listeriose oder Toxoplasmose zu infizieren. Zum anderen können Sie auch sich bei der Gartenarbeit oder beim Reinigen des Katzenklos mit Toxoplasmoseerregern anstecken. Deswegen ist es wichtig, dass Sie über die Entstehung dieser Erkrankungen Bescheid wissen, kritische Lebensmittel meiden und auf richtiges Händewaschen achten.

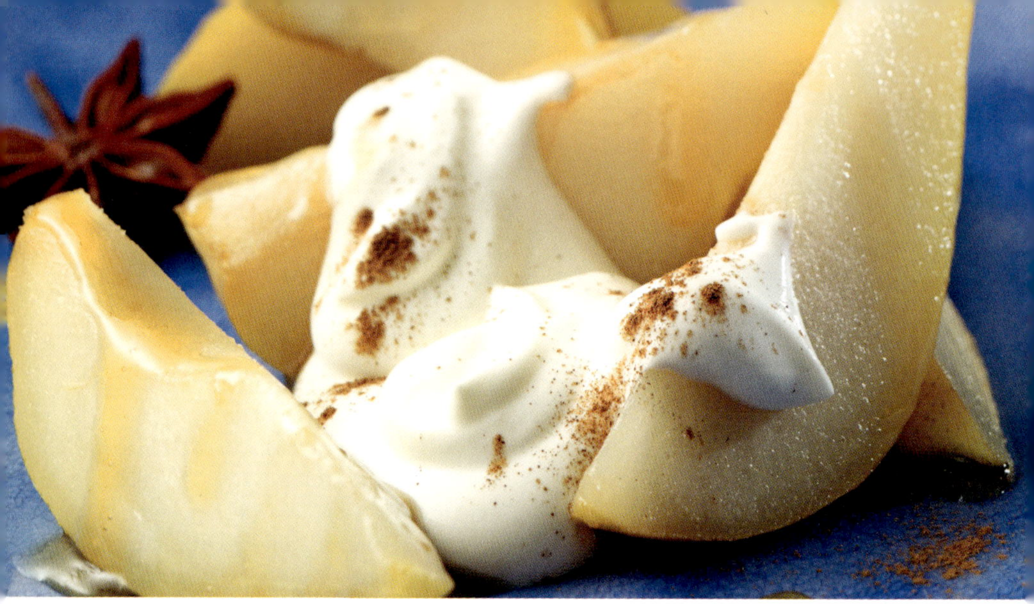

Sichere Lebensmittel:

- gründlich gewaschenes Gemüse und Obst
- durchgegarter Fisch, Fischkonserven (z. B. Sardellen in Olivenöl) und pasteurisierte Fischprodukte (z. B. Brathering)
- durchgegartes Fleisch
- gekochte oder gebratene Eier
- Milchprodukte aus pasteurisierter Milch (z. B. Quark, Joghurt)
- Hartkäse und Schnittkäse, wenn Sie die Rinde abschneiden
- frisch gekochte und erhitzte Speisen

Risikobehaftete Lebensmittel:

- roher Fisch und Fischprodukte (z. B. Sushi, kalt geräucherte Fischwaren, Hering in Öl)
- rohe Milch und daraus hergestellte Produkte (z. B. Rohmilchkäse wie Brie)
- Weichkäse mit Schmiere (z. B. Limburger, Münster)
- rohes Fleisch (z. B. Tatar) und Rohwurst (z. B. Salami, Teewurst)
- rohe Eier und daraus hergestellte Speisen (z. B. Tiramisu)
- Speisen, die nach dem Kochen länger als 24 Stunden aufbewahrt wurden
- ungewaschenes Gemüse und Obst
- bereits klein geschnittene, verpackte Salate

Mythos »Ich muss mich schonen«

Auch wenn es unbequem ist – das Gegenteil ist richtig! Frauen, die auch in der Schwangerschaft körperlich aktiv sind

- sind zufriedener und glücklicher,
- bleiben schlank,
- sind leistungsfähiger und fitter,
- minimieren das Risiko für die Entwicklung eines Schwangerschaftsdiabetes und Präeklampsie (eine schwerwiegende Schwangerschaftserkrankung),
- gewährleisten eine bessere Sauerstoffversorgung für sich und ihr Baby,
- haben seltener Rückenschmerzen,
- sind für die Anstrengungen einer Geburt besser gewappnet,
- sind nach dem Wochenbett schneller wieder fit.

Neueste Untersuchungen zeigen deutlich: Auch Schwangere dürfen täglich 60 Minuten aktiv sein. Also, bewegen Sie sich!!! 10.000 Schritte sollten wir jeden Tag gehen, was in etwa fünf bis acht Kilometer entspricht. Möglich ist es natürlich auch, die Schritte auf kleinere Etappen über den Tag hinweg zu verteilen.

Verändern Sie kleine Alltäglichkeiten!

- Lassen Sie sich Ihren Lieblingsroman beim Spazierengehen als Hörbuch vorlesen.
- Nehmen Sie für längere Strecken das Rad und schreiben sich anschließend für 30 Minuten Radeln 2.500 Schritte gut.
- Gehen Sie auch in der Mittagspause spazieren – in 30 Minuten schaffen Sie locker 3.000 Schritte.
- Treppensteigen ist besser als Fahrstuhl fahren.
- Gehen Sie im Büro zu Ihrem Kollegen, statt ihn anzurufen.
- Gehen Sie bei leichteren Einkäufen zu Fuß.
- Steigen Sie auf dem Weg zur Arbeit eine Bushaltestelle eher aus und laufen Sie.
- Ein Abendspaziergang sorgt nach einem langen Tag nicht nur für einen körperlichen Ausgleich, er hilft außerdem auch beim Entspannen und Abschalten.

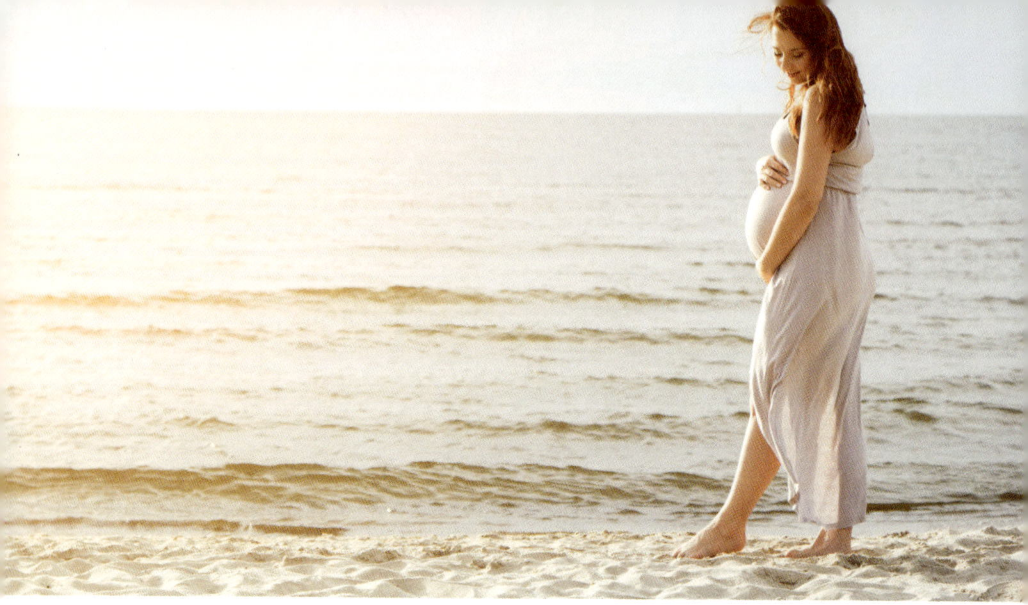

Auch der Vitamin-D-Status profitiert!

Wann immer Sie es einrichten können, bewegen Sie sich draußen an der frischen Luft. Sonnenlicht ist für Ihre Gesundheit genauso wichtig wie gesundes Essen, frisches Wasser und Bewegung. Von Mitte April bis Mitte Oktober ermöglicht es der Einstrahlwinkel der Sonne, dass die körpereigene Vitamin-D-Produktion über die (unbedeckte, sonnencremefreie) Haut stattfinden kann. Halten Sie sich in diesen Monaten daher regelmäßig und maßvoll in der Sonne auf, denn auf diese Weise fördern Sie einen angemessenen Vitamin-D-Status im Blut. Dieser spielt u.a. bei der Vorbeugung von verschiedenen Krankheiten (z.B. Krebs, Herz-Kreislauf-Erkrankungen) eine wichtige Rolle. Durch die Bewegung an der frischen Luft werden Sie zudem einen erholsamen tiefen Schlaf entwickeln.

Für Sie als werdende Mutter ist eine ausreichende Vitamin-D-Versorgung einmal mehr von Bedeutung. Denn je besser Sie mit Vitamin D versorgt sind, desto mehr profitiert auch Ihr Baby hinsichtlich seines Wachstums und seiner Knochenentwicklung davon. Außerdem ist ein adäquater Vitamin-D-Status der Mutter auch für die Senkung des Risikos verschiedener Schwangerschaftskomplikationen wie dem Gestationsdiabetes, der Präeklampsie oder einer Frühgeburt bedeutsam. Lassen Sie doch einmal Ihren Vitamin-D-Spiegel im Blut bestimmen und schauen Sie, ob gegebenenfalls eine Supplementation notwendig ist. Insbesondere in der Zeit zwischen Oktober und April reicht die Kraft der Sonne für die Bildung von Vitamin D über die Haut nicht aus, weshalb der Einsatz von Vitamin-D-Präparaten sehr sinnvoll ist.

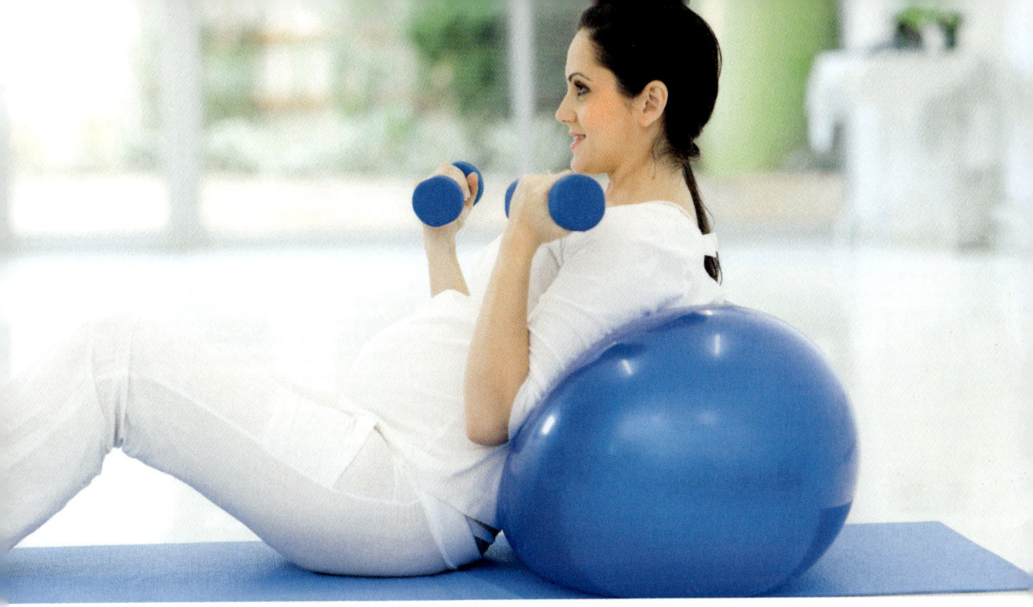

Bleiben noch einige von Schwangeren häufig gestellte Fragen zu beantworten:

Darf ich weiter ins Fitnessstudio gehen?

Ja, unbedingt! Für werdende Mamas ist das Krafttraining an den Geräten und das Ausdauertraining auf dem Crosstrainer besonders zu empfehlen.

Ist wirklich jeder Sport gleich gut oder gibt es Einschränkungen?

Vermeiden Sie Sportarten, die ein hohes Unfallrisiko bergen. Unterwasserrugby, Fallschirmspringen, Tieftauchen oder Training in über 2.500 Metern Höhe sind also nicht zu empfehlen.

Darf ich weiterhin joggen?

Wenn Sie eine geübte Läuferin mit Trainingserfahrung sind, spricht auch während der Schwangerschaft nichts gegen das Joggen. Beim Laufen kommt es darauf an, das richtige Tempo für sich zu wählen. Außerdem sollte der Beckenboden aktiv mitschwingen. Walken mit und ohne Stöcken ist gerade im letzten Drittel der Schwangerschaft eine gute Alternative.

Aber: Hören Sie auf Ihren Körper und machen Sie Pausen! Realisieren Sie Ihre körperlichen Veränderungen. So berichtete mir eine Schwangere aus meiner Praxis, sie könne im Aikidotraining sehr wohl noch Rückwärtsrollen, aber einfach keine Vorwärtsrollen üben. Richtig ist: Der Körperschwerpunkt verändert sich, die Bänder, Ihre Haut, alles wird weicher und elastischer.

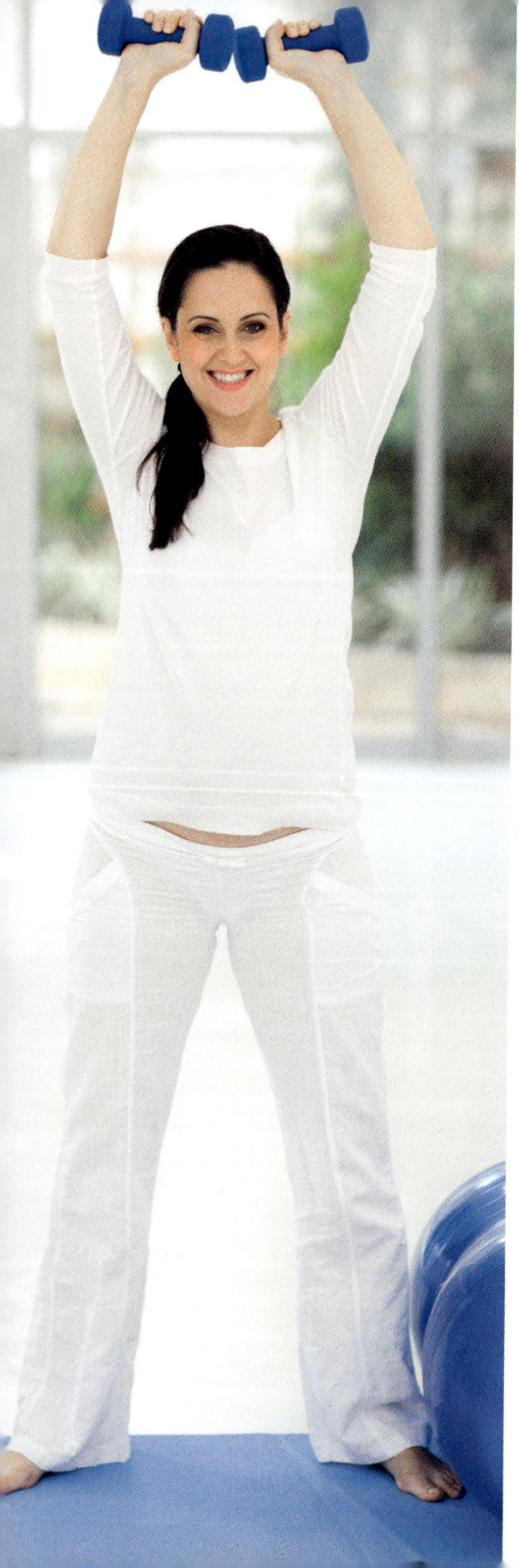

Fangen Sie doch gleich an

Schätzen Sie anhand Ihres täglichen Bewegungsverhaltens jetzt einfach mal, wie viele Schritte Sie am Tag wohl durchschnittlich gehen und kritzeln Sie diese Zahl gleich hier an den Rand. Nun folgt die Probe aufs Exempel: Laden Sie sich auf Ihrem Smartphone eine entsprechende App herunter oder vielleicht haben Sie ja auch einen Schrittzähler zur Hand. Das ist eine tolle Motivation, um noch den ein oder anderen (Um-)Weg extra einzuschlagen, damit die Anzahl der Schritte weiter steigt.

Mythos »Besonders wertvoll sind jetzt Säfte, Obst und Joghurt«

Häufig kommen schwangere Frauen in meine Praxis und berichten stolz, dass ihnen eine gesunde Ernährung sehr wichtig ist und sie aus diesem Grund sehr viele Weintrauben, Orangen und Äpfel essen. Auch Erdbeerjoghurt, Sojapudding und Mangosmoothies werden dabei oft genannt. Schwangere brauchen besonders viele Vitamine! Das stimmt. Doch was häufig nicht bedacht wird ist, dass diese Nahrungsmittel sehr (frucht-)zuckerreich sind.

Bereits ein Glas (200 Milliliter) frisch gepresster Orangensaft enthält fast 20 Gramm Zucker. Das entspricht sechs Zuckerwürfeln. Wenn man über die LOGI-Ernährung jedoch nur 100 Gramm Kohlenhydrate am Tag zu sich nehmen möchte, wäre mit dem Trinken eines Saftes schon ein Fünftel davon verbraucht. Und auch industriell hergestellten Lebensmitteln wie Fruchtjoghurts, Puddings und Softdrinks wird oftmals reichlich Zucker zugesetzt.

So enthält z.B. ein Becher Erdbeerjoghurt (150 Gramm) schon 22 Gramm Zucker. Beachten Sie zudem auch, dass Obstkonserven und mitunter auch tiefgefrorene Früchte extra mit Fruchtzucker gesüßt werden. Im Sinne Ihrer Gesundheit ist es daher sehr hilfreich, auf die Zufuhr dieser »versteckten« Zucker zu achten, die sich auf dem Lebensmitteletikett auch gerne mal hinter den Bezeichnungen Glukose, Fruktose, Glukose-Fruktose-Sirup, Saccharose (besteht aus Glukose und Fruktose) usw. verbergen. Vor allem industrielle Speisen und Getränke, aber auch die vermeintlich gesunden Smoothies aus Obst sind demnach häufig richtige »Fruchtzuckerbomben«, da gerade bei letzteren der Fruchtzucker (Fruktose) in konzentrierter Form vorliegt. Für die Zubereitung eines Smoothies werden oftmals mehrere verschiedene Früchte (Bananen, Äpfel usw.) verwendet, die man von der Menge her als »ganzes« Obst gar nicht alle gleichzeitig essen könnte. Doch in Form eines Getränks landen sie leicht im Bauch.

Der viele Fruchtzucker aus Früchten oder industriellen Lebensmitteln bringt einige Nachteile mit sich, denn große Mengen Fruktose verfetten die Leber und erhöhen die Blutfette. Zudem kann reichlich Fruchtzucker auch den Harnsäurespiegel erhöhen und fördert damit das Gichtrisiko.

Besser wäre es daher, künftig vor allem den Verzehr von den recht einfach zu vermeidenden Fruktosequellen wie Getränke, Fertigprodukte, Fruchtjoghurts aus dem Supermarktregal usw. so weit es geht einzuschränken, denn darüber kann man die unnötige Zuckerzufuhr schon deutlich verringern. Deswegen empfehle ich, die Früchte nicht in Form von Nektar oder Säften zu trinken, sondern das Obst lieber am Stück zu genießen. Ideal wäre es, den Obstkonsum auf insgesamt zwei Portionen am Tag zu beschränken und dann vor allem zuckerarme Obstarten wie z.B. Beeren (u.a. Waldbeeren, Erdbeeren), Äpfel oder Wassermelone zu bevorzugen.

Ganz nach dem Motto »Gemüse hält, was Obst verspricht« liefert die bunte Vielfalt des Gemüsesortiments verschiedenste Vitamine, Mineralien und andere »Gesundamine« im Überfluss und gleichzeitig aber wesentlich weniger Fruchtzucker als die meisten Früchte, was wiederum dem Stoffwechsel und der Gesundheit zugute kommt. Deshalb können Sie täglich mindestens drei Portionen Gemüse in Ihre Mahlzeiten einbauen und sich nach Lust und Laune daran satt essen.

Gemüse lässt sich auf tausenderlei Arten verarbeiten und ist durch unterschiedliche Zubereitungstechniken sehr wandelbar. Es gibt nichts in der Küche, was bunter und vielfältiger ist, kein Fleisch, keine Wurst, keine Teigwaren. Wenn Sie Zeit, Lust und Liebe investieren und vielleicht auch mal nach den längst vergessenen Sorten Ausschau halten, sind der Abwechslung auf dem Teller keine Grenzen gesetzt.

Anstelle von Smoothies aus Früchten können Sie sich einen Gemüsesmoothie selber machen, der vor allem mit Gemüsen wie Spinat, Gurke oder auch Sellerie zubereitet wird. Fruchtsäfte ersetzen Sie am besten durch Wasser! Wasser ist das Transport- und Lösungsmittel im Körper und ist wichtig für unsere Leistungs- und Konzentrationsfähigkeit. Das Trinken von ausreichend Wasser kann auch einen trägen Darm aktivieren. Sind Sie von einer Stuhlverstopfung betroffen, lohnt es sich, den eigenen Wasserkonsum zu überprüfen und gegebenenfalls mehr zu trinken.

Leitungswasser ist in den meisten deutschen Gegenden ein sehr guter Durstlöscher und ein gründlich überprüftes Lebensmittel. Aber auch verschiedene Mineralwässer aus über 500 Quellen werden in Deutschland angeboten. Manche dieser Wässer beinhalten nennenswerte Mengen Magnesium oder Kalzium in bereits gelöster Form. Das spricht für eine hohe Bioverfügbarkeit, weil die Mineralstoffe nicht erst durch die Verdauung freigesetzt werden müssen, sondern direkt ins Blut aufgenommen werden können. Je nach seiner Ursprungsquelle kann der Magnesiumgehalt eines Mineralwassers zwischen 10 bis 200 Milligramm/Liter liegen. Bei Mineralwässern lohnt sich daher auch mal der Blick auf das Etikett.

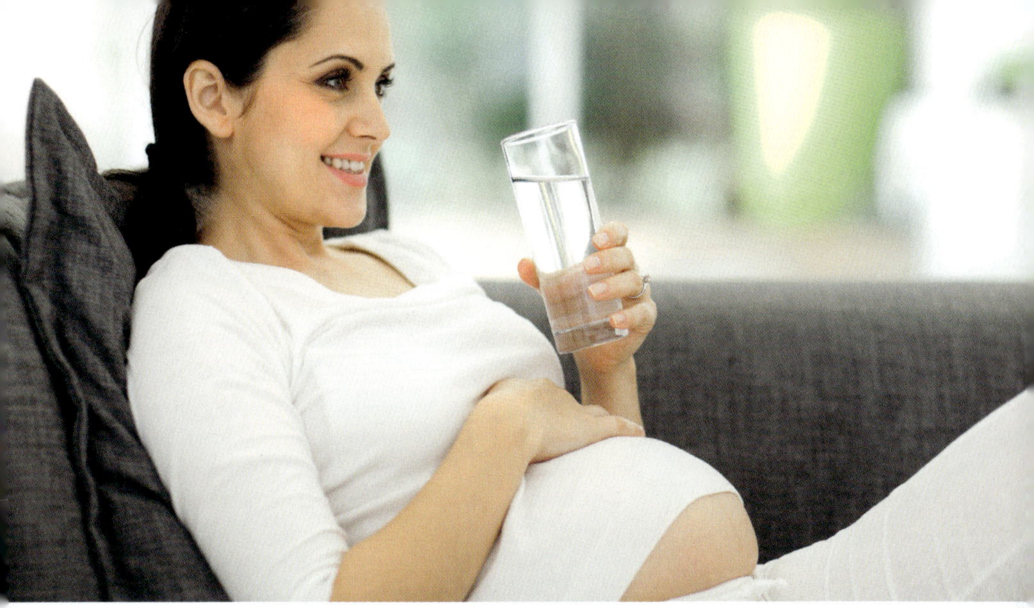

Die LOGI-Empfehlungen auf einen Blick:

- Maximal zwei Portionen zuckerarmes Obst und mindestens drei Portionen Gemüse am Tag.
- Obstsäfte, -nektare und -smoothies meiden. Stattdessen gutes Mineralwasser, Leitungswasser oder ungesüßte Tees.
- Kein Industrie-Joghurt mit Fruchtzubereitung. Stattdessen lieber Naturjoghurt und diesen mit frischen Früchten wie z. B. Heidelbeeren oder Himbeeren selbst verfeinern.

Und außerdem:

- Trinken Sie Wasser schon morgens nach dem Aufstehen.
- Trinken Sie zu jeder Mahlzeit.
- Trinken Sie kleine Mengen über den Tag verteilt – mehr als ein halber Liter auf einmal belastet den Magen.

Mythos »Wenig Salz und Eiweiß«

Circa 80 Prozent aller schwangeren Frauen entwickeln im Verlauf ihrer Schwangerschaft Wassereinlagerungen (Ödeme). Ein Grund hierfür ist die gewebsauflockernde Wirkung der Schwangerschaftshormone, wodurch das Wasser aus dem Blutkreislauf vermehrt durch die durchlässigen Gefäßwände ins umliegende Gewebe austritt. Außerdem kann auch ein Mangel an Salz und/oder Albumin (Eiweiß im Blut) dafür ursächlich sein. Anders als noch vor einigen Jahren angenommen, müssen Schwangere daher auf eine ausreichende Versorgung mit Eiweiß und auf eine erhöhte Salzzufuhr achten.

Wussten Sie, dass ein Nährstoffmangel zu Beginn der Schwangerschaft dazu führen kann, dass die kleinen Spiralarterien am Mutterkuchen, der Plazenta, nicht gut ausgebildet werden? Die Spiralarterien sind eine wichtige Grundlage für die Versorgung des Babys. Ist der Nährboden für das Bäumchen der Plazenta nicht ausreichend, kann kein starker Baum daraus werden, und es bildet sich keine große, gut durchblutete Plazenta aus. Wird im Laufe der Schwangerschaft der Bedarf des Babys größer, reicht irgendwann die Kapazität der Plazenta nicht mehr aus. Der Körper startet ein Selbsthilfeprogramm, in dessen Folge sich der Blutdruck erhöht.

Eiweiße (Proteine) sind komplexe Moleküle, die aus Aminosäureketten bestehen. Aminosäuren sind also die wichtigen Grundbausteine der Eiweiße und müssen für die körpereigene Proteinbildung ständig ausreichend zur Verfügung stehen. Essenzielle Aminosäuren können von unserem Körper nicht selber hergestellt werden und müssen deshalb über tierische und pflanzliche Lebensmittel mit der Nahrung aufgenommen werden. Enthält ein Lebensmittel einen hohen Anteil essenzieller Aminosäuren, kann der Körper zusammen mit den Aminosäuren, die er selbst bilden kann, alle notwendigen Eiweiße »zusammenbauen« und daraus dann Muskeln, Enzyme, Hormone und Kollagen herstellen.

In einem Hühnerei sind alle essenziellen Aminosäuren enthalten, weshalb das Ei eine besonders hohe Eiweißqualität besitzt. Darüber hinaus enthält es zudem Kalzium, Magnesium, Kalium, Eisen, Kupfer, Zink, Jod und Fluor und ist damit insgesamt ein äußerst nährstoffreiches »Gesamtpaket«.

Weitere eiweißreiche Nahrungsmittel sind z. B. Milch, Quark, Käse, Joghurt, Fisch, Hülsenfrüchte (z. B. Linsen, Kidneybohnen), Fleisch und Nüsse. Mit Ausnahme der Hülsenfrüchte enthalten pflanzliche Lebensmittel weniger Proteine als tierische Lebensmittel und liefern dem Körper weniger essenzielle Aminosäuren. Darüber hinaus kann der menschliche Organismus aus tierischen Proteinen leichter seine körper-

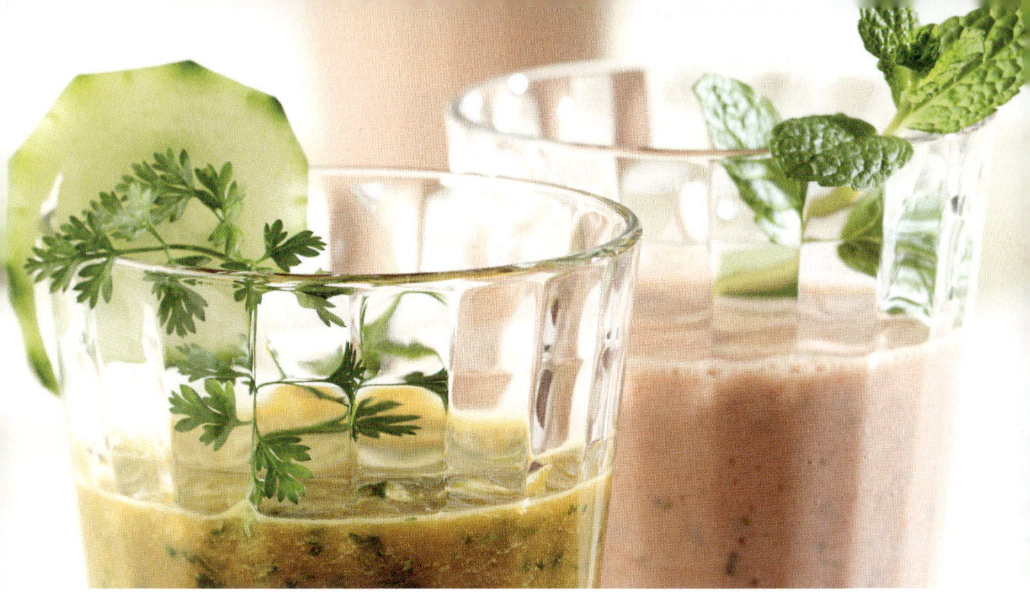

eigenen Strukturen wie Muskeln aufbauen, da diese den menschlichen Proteinen ähnlicher sind als die pflanzlichen Eiweiße. In der LOGI-Kost werden hochwertige tierische und pflanzliche Eiweißlieferanten abwechslungsreich miteinander kombiniert, weshalb sich die jeweiligen Eiweißqualitäten gegenseitig gut ergänzen.

Eine Mahlzeit, die eine ausreichend große Menge Eiweiß enthält, bewirkt, dass wir uns schon kurz nach dem Essen gut durchwärmt fühlen – ein Effekt, den man »nahrungsinduzierte Thermogenese« nennt. Anders als Kohlenhydrate erhöhen Eiweiße aber kaum den Blutzuckerspiegel – ein wichtiger Unterschied, der dafür sorgt, dass Sie keine Hunger- und Appetitattacken verspüren! Wer sehr viel Eiweiß isst, kann damit eine Übersäuerung des Körpers begünstigen. Da bei der LOGI-Methode allerdings gleichzeitig reichlich Basenlieferanten in Form von Gemüse und Obst gegessen werden, braucht man sich um seinen Säure-Basen-Haushalt jedoch keine Sorgen zu machen.

Die LOGI-Methode ist eine eiweißbetonte Ernährung, mit der Sie in der Phase der Schwangerschaft ausreichend mit Nahrungsproteinen versorgt werden. Deshalb kann in jede Mahlzeit eine Portion eines proteinreichen Lebensmittels als feste Komponente eingebaut werden.

Und was ist nun mit dem Salz? Lange Zeit wurde schwangeren Frauen zu einer salzarmen Ernährung geraten. Neuere wissenschaftliche Untersuchungen zeigen aber, dass genau das Gegenteil von gesundheitlichem Vorteil ist, da Frauen gerade in der Schwangerschaft auf eine ausreichende Versorgung mit Salzen angewiesen sind.

Schwangerschaftshormone besitzen eine gewebsauflockernde Wirkung, weshalb die Gefäßwände Ihrer Venen durchlässiger werden und Wasser ins Zellzwischengewebe sickern kann.

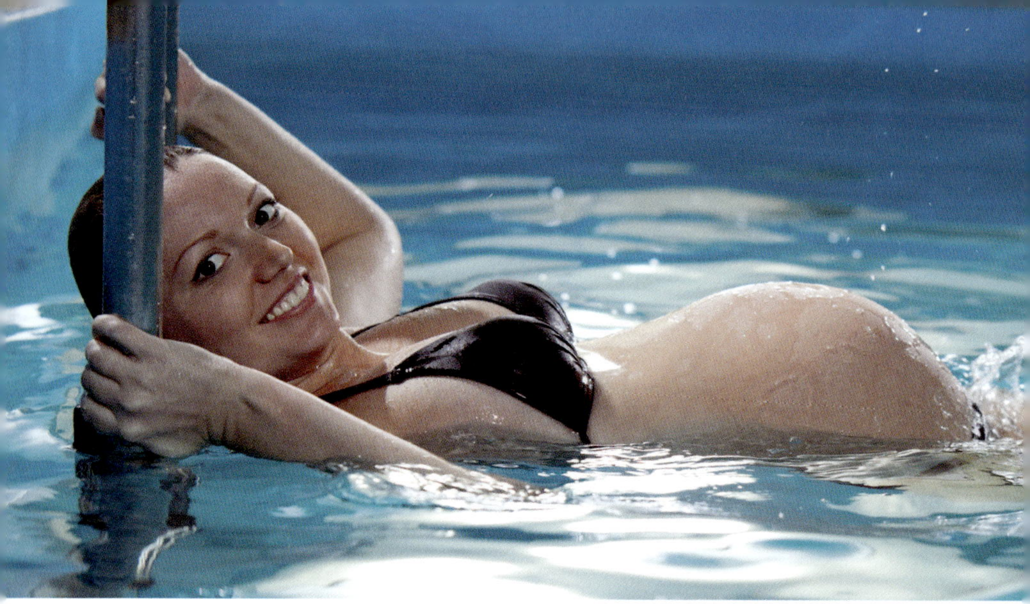

Dieser Mechanismus führt bei den meisten Schwangeren zu Ödemen in den Beinen. Salz und Albumin (Körperprotein) binden Wasser und sorgen so dafür, dass das Wasser im Blutkreislauf gehalten und der Entstehung von Ödemen entgegengewirkt wird.

Was tun, wenn die Beine schwer werden?

Zuerst erhöhen Sie die Menge an Salz in Ihrer Ernährung und überprüfen als nächstes, ob jede Ihrer Hauptmahlzeiten eine Eiweißportion enthält. Zusätzlich können auch Venengymnastik, Wechselduschen, ein Bad in Meersalz oder Schwimmen zur Linderung der Beschwerden beitragen.

Sprechen Sie auch mit Ihrer Hebamme oder Ihrem Arzt / Ihrer Ärztin über die Wassereinlagerungen.

Mythos »Wenn Fett, dann Pflanzenöl«

Woher kommt eigentlich der schlechte Ruf von Fett? Noch bis vor einigen Jahren hat man sich von der hohen Energiedichte des Fetts abschrecken lassen, da es mit neun Kalorien pro Gramm Fett mehr als doppelt so viel Energie liefert wie Kohlenhydrate oder Eiweiße. Außerdem sind tierische Fette mit dem »bösen« Cholesterin verbandelt, was ihnen zusätzlich den Stempel »ungesund« aufdrückte.

Aber wir brauchen Fett und Cholesterin:

- Fett schützt unsere Organe.
- Fett ist wichtig für die Aufnahme der fettlöslichen Vitaminen (A, D, E, K).
- Fett stärkt unser Immunsystem.
- Fett unterstützt die Verdauung.
- Fett bestimmt die Struktur der Zellmembran.
- Cholesterin spielt eine wichtige Rolle bei der Bildung von Hormonen und daher z. B. auch für die Fruchtbarkeit.
- Cholesterin ist Ausgangssubstanz für die Gallensäuren- und Vitamin-D-Bildung.
- Cholesterin schützt unsere Haut, unsere Nerven und unser Gehirn!

Die Fette und Öle, die wir mit der Nahrung aufnehmen, benötigt unser Körper demnach für die Erfüllung zahlreicher wichtiger Funktionen, weshalb eine ausreichende Fettzufuhr über hochwertige Lebensmittel sinnvoll ist.

Die LOGI-Methode ist eine fettbetonte Ernährung, bei der ein besonderer Wert auf die hohe Fettqualität der Lebensmittel gelegt wird. Bei der Auswahl hochwertiger Fettquellen werden vor allem die mit einfach ungesättigten Fettsäuren und Omega-3-Fettsäuren bevorzugt. Letztere besitzen u. a. eine antientzündliche Wirkung. Die tierischen Omega-3-Fettsäuren sind besonders hochwertig, da jene aus fettreichen Seefischen (z. B. Lachs, Makrele), Wildfleisch oder dem Fleisch und Milchfett von frei laufenden, grasenden Wiederkäuern am wirksamsten sind und somit besser für die Bildung wichtiger Gewebshormone geeignet sind als pflanzliche. Aber auch über Pflanzen können Omega-3-Fettsäuren aufgenommen werden. Die Omega-3-reichste Pflanze ist der Lein. Leinöl gibt es in Bioläden und Reformhäusern. Da es leicht oxidiert, sollte es in dunklen, lichtgeschützten Flaschen gekauft und im Kühlschrank gelagert werden. Salate und Quarkspeisen lassen sich sehr schmackhaft mit Leinöl zubereiten.

Die Quarkspeise soll an dieser Stelle besonders hervorgehoben werden, da die darin enthaltenen Schwefelverbindungen die Aufnahme der guten Fettsäuren sehr unterstützen.

Werden Omega-3-Fettsäuren in die Membranen unserer Zellen eingebaut, dann sind diese flexibler und die Durchblutung wird gefördert. Selbst im Körper des Babys bestehen das Gehirn, die Retina (Netzhaut) und auch die Myelinscheiden (Ummantelung) der Nerven zu einem großen Teil aus diesen Fettsäuren.

Aber nicht alle Fette sind gleichermaßen gesund. Eine zu hohe Zufuhr von Omega-6-Fettsäuren, wie sie z.B. im Sonnenblumen- und im Maiskeimöl vorkommen, fördern Entzündungsreaktionen im Körper. Eine Entzündung ist ja grundsätzlich nicht schlecht, denn sie ist eine körpereigene Abwehr- und Reparaturmaßnahme. Aber im Übermaß ist das »Feuer« dann schädlich. Heute wissen wir, dass wir im Vergleich zu unseren Vorfahren über die Nahrung viel mehr Omega-6- und weniger Omega-3-Fettsäuren aufnehmen – etwa im Verhältnis 12:1. Ideal wäre allerdings ein Verhältnis von 5:1 oder gar 3:1. Aber das ungünstig hohe Verhältnis von Omega-6- zu Omega-3-Fettsäuren ist ausschlaggebend dafür, dass deren Aufnahme zugunsten der Omega-3-Fettsäuren reduziert werden sollte. Olivenöl liefert kaum Omega-3- und Omega-6-Fettsäuren und hat damit einen positiven Einfluss auf diese Bilanz. Zudem ist es reich an vielen gesundheitsfördernden Stoffen und darf sehr gern zum Kochen benutzt werden.

Aber ist Butter besser als Margarine?

Butter ist ein Naturprodukt, welches nicht nur gesunde Fettsäuren und einige Vitamine enthält, sondern uns zudem auch Energie liefert und manchen ansonsten recht faden Speisen mehr Geschmack verleiht. Die weitverbreitete Annahme, dass der Verzehr von tierischen, gesättigten Fettsäuren, wie sie eben auch in der Butter zu finden sind, ein erhöhtes Risiko für Herz-Kreislauf-Erkrankungen darstellt, findet sich in wissenschaftlichen Studien nicht bestätigt.

Margarine besteht bekanntermaßen aus pflanzlichen Ölen, die ursprünglich in flüssiger Form vorliegen. Im ungünstigen Fall wird für deren Herstellung Sonnenblumen- oder Maiskeimöl verwendet, was wiederum die Omega-6-Fettsäuren-Bilanz in die Höhe treibt. Um diese Öle streichfest zu bekommen, wurden sie lange Zeit gehärtet, was unerwünschte Nebenprodukte wie die Transfette mit sich bringen konnte. Heutzutage wird das Problem der Transfettsäuren bei der Margarineherstellung zum Glück immer seltener. Einen hohen Anteil an Transfettsäuren enthalten dagegen nach wie vor industrielle Brat- und Backfette und damit auch Fertiggerichte, Chips, Kekse, Kuchen oder Pommes frites.

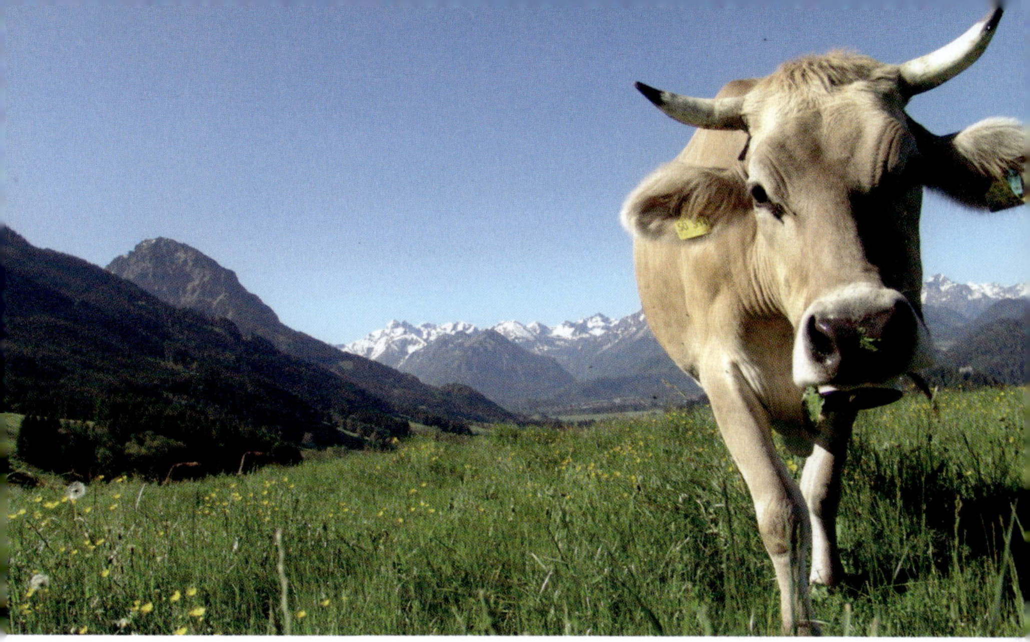

Eine übermäßige Fettzufuhr aus diesen Lebensmitteln ist daher aus gesundheitlicher Sicht weniger wünschenswert. Da Chips und Co. in der LOGI-Ernährung aber eh nur selten gegessen werden, braucht man sich darum keine Sorgen zu machen.

Aber nochmal zurück zur »Butter vs. Margarine«-Frage. Auch in der Butter finden sich Transfettsäuren. Diese unterscheiden sich jedoch im Aufbau von denen aus industriell gehärteten Ölen und entfalten sogar gefäßschützende Eigenschaften. Die Butter wird in ihrer Qualität übrigens noch besser, wenn die Kühe regelmäßig viel frisches Gras fressen. Letztlich können Sie Ihrem persönlichen Geschmack folgen und diesen entscheiden lassen, ob Sie lieber zur Butter oder zur Margarine aus ungehärteten Pflanzenfetten greifen. Die Annahme, dass tierische Fette schlechter seien als pflanzliche, fügt sich damit ebenfalls in die Reihe der unzähligen Mythen ein und kann als solcher abgehakt werden.

Im Rahmen Ihrer LOGI-Ernährung wird sowohl den hochwertigen tierischen als auch den pflanzlichen Fetten eine wichtige Bedeutung beigemessen. Variieren Sie zwischen den unterschiedlichen fetthaltigen Lebensmitteln und benutzen Sie z. B. Öle für das Anmachen von Salaten oder die Zubereitung von Gemüse, Fisch und Fleisch. Essen Sie mehrmals pro Woche fette Seefische und hochwertiges Fleisch. Auch Nüsse und Kerne sind sehr gute Fettlieferanten und eignen sich hervorragend zum Verfeinern von Speisen oder als Snack zwischendurch.

Los geht's: Die ersten drei Tage mit der LOGI-Methode

Wenn Sie die LOGI-Methode überzeugt hat, dann geht es nun an die praktische Umsetzung. Dafür ist ein Blick auf die LOGI-Pyramide (siehe Seite 7) sicherlich noch einmal hilfreich. Mit dieser einfachen »Formel« liegen Sie immer richtig:

- Viel stärkefreies Gemüse und zuckerarmes Obst, zubereitet mit gesundem Öl,
- dazu immer eine Portion Eier, mageres Fleisch, Nüsse oder Hülsenfrüchte,
- wenig Vollkornprodukte, Nudeln, Reis
- und ganz selten Weißmehl und andere Süßigkeiten.

Der folgende Rezeptteil soll Ihnen einige erste Anregungen für Ihre LOGI-Ernährung liefern und Sie gleichzeitig darin unterstützen, ein paar typische »Einsteigerfehler« zu vermeiden.

Das betrifft z.B. häufig auch die Menge. Denn wenn Sie künftig einfach von Ihren gewohnten Rezepten die kohlenhydratreichen Komponenten (z.B. Spaghetti, Reis) weglassen, dann würden Sie viel zu wenig essen! Tauschen Sie die Kohlenhydrate stattdessen gegen mehr Gemüse aus und erhöhen zudem den Eiweiß- und Fettanteil, indem Sie Ihr Gemüse z.B. mit Käse überbacken oder Salate mit Nüssen und Kernen verfeinern.

Die Rezepte sind auf drei Tage mit jeweils drei Mahlzeiten ausgerichtet. Dabei sollte das Mittag- und Abendessen jeweils aus einem Hauptgericht und einer Suppe oder einem Salat bestehen. Natürlich sind die Zutaten so kombiniert, dass die Empfehlungen aus den vorangegangenen Kapiteln umgesetzt werden. Falls Sie mal Lust auf einen Nachtisch haben, dann greifen Sie einfach zu frischem Obst oder auch mal zu einem Stückchen Bitterschokolade.

Welches Gemüse oder welche Eiweißlieferanten Sie bevorzugen und wie Sie diese am liebsten zubereiten, liegt letztlich ganz an Ihnen. Betrachten Sie die Rezepte als Ideen, die gerne auf Ihren Geschmack und Ihre kulinarischen Vorlieben angepasst werden können. Statt eines Boskop-Apfel geht auch ein Elstar oder eine Birne. Statt Kopfsalat darf es auch gern ein Lollo rosso oder Giersch aus dem eigenen Garten sein. Experimentieren Sie und vertrauen Sie Ihren Sinnen! Wenn Ihnen zudem mal die Zeit zum Kochen fehlt, verdoppeln Sie doch die Lebensmittelmengen eines Rezepts und kochen einfach gleich für zwei Tage.

Ich wünsche Ihnen viel Gesundheit und viel Genuss mit LOGI in der Schwangerschaft.

Die ersten drei Tage mit der LOGI-Methode im Überblick

Frühstück	Beilagen zu Mittag- und Abendessen		Mittagessen	Abendessen
	Suppen	Salate		
Beeriger Saatenquark	Tomaten-Orangen-Suppe	Fenchelsalat mit Birne	Panierter Schafskäse an Wildkräutersalat mit gedünstetem Frühlingsgemüse	Leipziger Allerlei mit grüner Sauce und Ei
oder	oder	oder	oder	oder
Tomaten-Pilz-Omelett	Möhrensuppe	Rote-Bete-Apfel-Salat mit Walnüssen	Gedünsteter Lachs mit buntem Gemüsepäckchen	Zitronenhuhn mit geschmortem Brokkoli
oder	oder	oder	oder	oder
Sonntagsfrühstück	Kohlrabisuppe	Italienischer Blattsalat	Chili con Carne	Eierkuchen mit Rote-Bete-Kraut

Tipp: Zum Abschluss finden Sie außerdem noch zwei Rezepte, mit denen Sie sich Suppen für das Wochenbett zubereiten können. Diese spenden in der Zeit der Rekonvaleszenz Kraft und Energie!

Gerade in ersten beiden Wochen ist es sehr wahrscheinlich, dass Sie nicht selbst frisch kochen können. Legen Sie sich schon in der Schwangerschaft für diese besondere Zeit einen Vorrat an. Diese Kraftsuppen können Sie auch einfrieren.

Beeriger Saatenquark

FÜR 1 PERSON

- 100 g Quark (Magerstufe)
- 2 EL Milch (3,5 % Fett)
- 2 EL Leinöl
- 2 EL gemischte Saaten (z. B. Sonnenblumen-, Kürbiskerne, Sesam)
- 125 g frische Heidelbeeren

1 Portion (ca. 300 g): 430 kcal, 21 g Eiweiß (20 E%), 32 g Fett (67 E%), 13 g Kohlenhydrate (13 E%)

01 Quark, Milch und Leinöl mit einer Gabel oder einem Schneebesen cremig rühren.

02 Saaten in einer Pfanne ohne Fett unter ständigem Rühren anrösten.

03 Heidelbeeren waschen, in ein Dessertglas füllen und die Quarkmasse darüber verteilen. Abschließend mit der Saatenmischung bestreuen und servieren.

Tomaten-Pilz-Omelett

FÜR 1 PERSON

- 1 Zwiebel
- 5 mittelgroße Champignons
- 1 Tomate
- 2 Eier (Größe M)
- 2 EL saure Sahne
- 1 EL Rapsöl
- ¼ Bund frischer Schnittlauch
- Salz und Pfeffer nach Geschmack

1 Portion (ca. 305 g): 340 kcal, 19 g Eiweiß (22 E%), 27 g Fett (71 E%), 6 g Kohlenhydrate (7 E%)

01 Zwiebel schälen und fein würfeln. Champignons putzen und ebenfalls fein würfeln. Tomate waschen, halbieren, den Strunkansatz entfernen und das flüssige Innere mit einem Löffel herauslösen. Das restliche Fruchtfleisch in feine Würfel schneiden.

02 Die Eier in einer Schüssel aufschlagen und mit der sauren Sahne gut verquirlen. Mit Salz und Pfeffer würzen.

03 Öl in einer Pfanne erhitzen und Zwiebeln, Tomatenwürfel und Champignons kurz bei großer Hitze darin anbraten. Nach ca. 1 Minute auf mittlere Hitze reduzieren und die Eier-Sahne-Mischung dazugeben.

04 Das Omelett in etwa 5 Minuten braten, bis die Eiermasse stockt und die gewünschte Konsistenz erreicht ist.

05 In der Zwischenzeit den Schnittlauch waschen, trocken schütteln und in feine Röllchen schneiden. Das Omelett auf einem Teller anrichten und mit den Schnittlauchröllchen bestreuen.

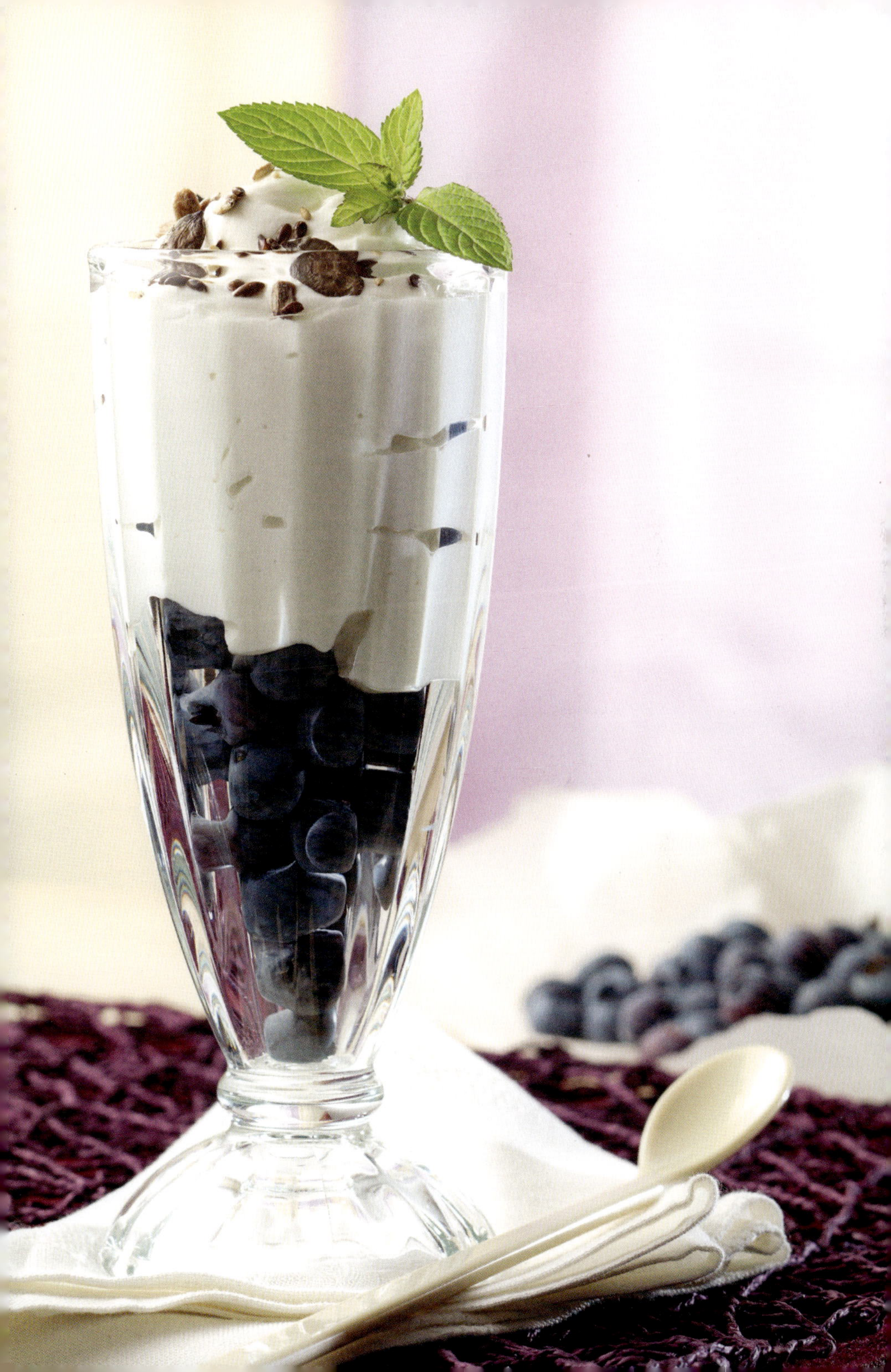

Sonntagsfrühstück

FÜR 1 PERSON

Für den Tomatensalat:
- 1 Tomate
- ¼ Bund Schnittlauch
- 1 EL Olivenöl
- Salz und Pfeffer aus der Mühle nach Geschmack

Für den Frühstückssaft:
- 9 Möhren (alternativ 300 ml Möhrensaft, Bioladen oder Reformhaus)
- Saft einer ½ Zitrone

- 1 Ei (Größe M)
- 1 Vollkornbrötchen
- 20 g Butter
- 1 Scheibe Ziegengouda (45 % Fett i. Tr)

1 Portion (ca. 575 g): 660 kcal, 20 g Eiweiß (13 E%), 41 g Fett (57 E%), 49 g Kohlenhydrate (30 E%)

01 Für den Tomatensalat die Tomate waschen, den Strunk entfernen und die Tomate in etwa 2 cm große Würfel schneiden. Schnittlauch waschen, trocken schütteln und in feine Röllchen schneiden. Tomate und Schnittlauch in eine kleine Schüssel geben. Das Öl darüber träufeln und mit Salz und Pfeffer abschmecken.

02 Die Möhren mit einem Entsafter entsaften. Möhren- und Zitronensaft in ein großes Glas füllen.

03 Ei kochen und anschließend kalt abschrecken. Ein weich gekochtes Ei benötigt etwa 6 Minuten. Bevorzugen Sie Ihr Ei hart gekocht, dann lassen Sie es 8 bis 10 Minuten kochen.

04 Schneiden Sie das Brötchen auf und bestreichen beide Seiten mit Butter. Die eine Hälfte belegen Sie mit dem Käse und die andere Hälfte kann gerne als »Butterbrötchen« gegessen werden.

05 Genießen Sie nun den Tomatensalat, das Sonntagsei und das Brötchen zusammen mit dem zitronigen Möhrensaft und starten Sie entspannt in den Tag.

Tomaten-Orangen-Suppe

FÜR 2 PERSONEN

- 1 Bund frisches Basilikum
- 1 Zwiebel
- 1 Knoblauchzehe
- 1 EL Olivenöl
- 300 g stückige Tomaten (Dose)
- Saft von 1 Orange
- Meersalz und Pfeffer aus der Mühle nach Geschmack

1 Portion (ca. 220 g): 355 kcal, 1 g Eiweiß (7 E%), 5 g Fett (58 E%), 7 g Kohlenhydrate (35 E%)

01 Basilikum waschen, trocken schütteln und von den Stielen befreien. Einige Blätter für die Dekoration zur Seite legen und die restlichen Blätter grob hacken.

02 Zwiebel und Knoblauch schälen und in feine Würfel schneiden.

03 Öl in einem Topf erhitzen, Zwiebel und Knoblauch darin glasig andünsten. Anschließend mit den Tomaten ablöschen.

04 Die Suppe bei kleiner Hitze unter gelegentlichem Rühren etwa 10 Minuten köcheln lassen.

05 Am Ende der Garzeit den Orangensaft sowie den gehackten Basilikum dazugeben und mit Salz und Pfeffer abschmecken.

06 Die Suppe in tiefe Teller füllen und mit den restlichen Basilikumblättern dekorieren.

TIPP: Wenn Sie nicht viel Zeit haben, dann können Sie die Zutaten des Rezeptes verdoppeln und geben, wenn die Suppe bereits auf dem Teller angerichtet ist, pro Person zusätzlich 100 Gramm gewürfelten Schafskäse dazu. Schon haben Sie anstelle einer Vorspeisensuppe eine vollständige, sättigende Mahlzeit.

Möhrensuppe

FÜR 2 PERSONEN

- 1 Zwiebel
- 1 Knoblauchzehe
- 300 g Möhren
- 1 kleine Kartoffel
- 1 EL Rapsöl
- 100 ml Gemüsebrühe
- 100 ml Kokosmilch
- einige Spritzer Limettensaft
- 1 EL Currypulver
- Salz und Pfeffer nach Geschmack

1 Portion (ca. 280 g): 130 kcal, 2 g Eiweiß (6 E%), 6 g Fett (39 E%), 17 g Kohlenhydrate (55 E%)

01 Zwiebel und Knoblauch schälen und in feine Würfel schneiden. Möhren und Kartoffel schälen, waschen und in grobe Stücke schneiden.

02 Öl in einem Topf erhitzen, Zwiebel und Knoblauch darin bei geringer Hitze glasig andünsten. Möhren in den Topf geben und ca. 3 Minuten mitdünsten lassen.

03 Anschließend das Gemüse mit der Brühe ablöschen, die Kartoffel hinzugeben und für ca. 5 Minuten mitköcheln lassen.

04 Daraufhin die Suppenzutaten mit einem Stabmixer pürieren. Kokosmilch dazugeben und die Suppe weitere 2 Minuten bei geringer Hitzezufuhr ziehen lassen.

05 Die Suppe mit Limettensaft, Curry, Salz und Pfeffer abschmecken, in tiefen Tellern anrichten und servieren.

Kohlrabisuppe

FÜR 2 PERSONEN

- 200 g Kohlrabi
- 500 ml Gemüsebrühe
- ½ Bund frischer Estragon
- 125 g Crème fraîche
- Salz und Pfeffer nach Geschmack

1 Portion (ca. 380 g): 200 kcal, 3 g Eiweiß (5 E%), 20 g Fett (86 E%), 4 g Kohlenhydrate (9 E%)

01 Kohlrabi schälen und in grobe Stücke schneiden.

02 Brühe in einen Topf geben und aufkochen lassen.

03 Die Kohlrabistücke bei geringer Hitzezufuhr ca. 10 Minuten in der Brühe garen.

04 In der Zwischenzeit den Estragon waschen, trocken schütteln, entstielen und die Blätter am Ende der Garzeit zum Kohlrabi geben.

05 Crème fraîche hinzufügen und die Zutaten mit einem Stabmixer pürieren.

06 Die Suppe abschließend mit Salz und Pfeffer abschmecken und servieren.

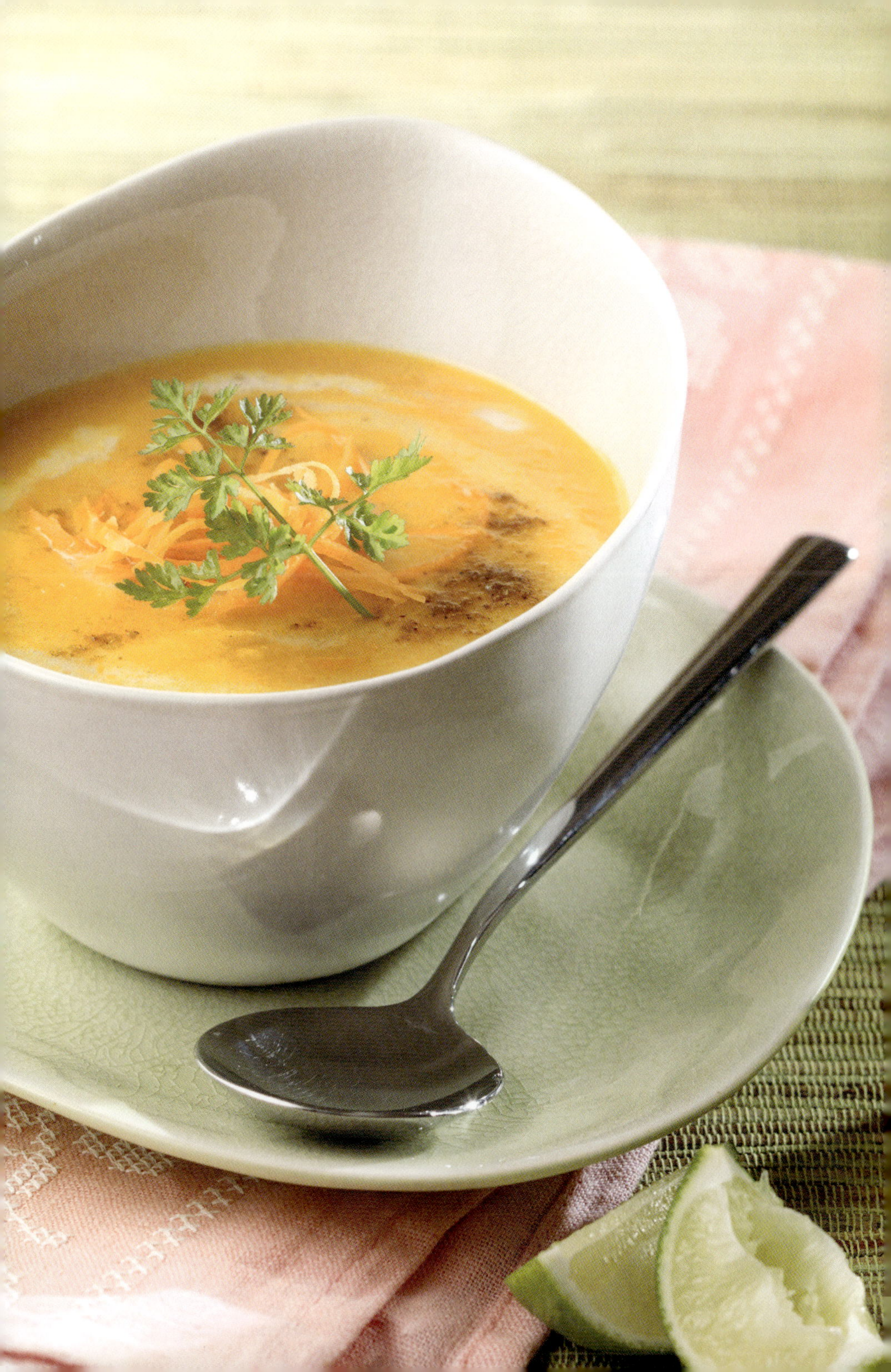

Rote-Bete-Apfel-Salat mit Walnüssen

FÜR 1 PERSON

- 5 frische Walnüsse (ungeschält)
- 1 kleine frische Rote Bete
- 1 Apfel (z. B. Rubinette oder Elstar)
- 3 EL Sahne
- 2 EL Zitronensaft
- 1 Prise Zimt

1 Portion (ca. 285 g): 385 kcal, 6 g Eiweiß (7 E%), 27 g Fett (63 E%), 28 g Kohlenhydrate (30 E%)

01 Walnüsse knacken und Walnusskerne grob hacken. Nüsse in einer Pfanne ohne Fett anrösten, bis eine leichte Färbung entsteht.

02 Rote Bete schälen und mit einer Küchenraspel grob raspeln. Apfel waschen, vierteln, vom Kerngehäuse befreien und ebenfalls mit einer Küchenraspel grob raspeln. Rote Bete und Apfel in einer Schüssel vermengen.

03 Sahne und Zitronensaft mit einem Schneebesen verrühren.

04 Das Dressing mit Zimt abschmecken und unter den Salat heben.

05 Den Rote-Bete-Apfel-Salat auf einem Teller anrichten, Walnüsse darüberstreuen und servieren.

TIPP: Um zu vermeiden, dass der Farbstoff der Roten Beten seine Spuren auf Ihren Händen hinterlässt, können Sie bei deren Zubereitung Handschuhe tragen oder Sie ölen Ihre Hände vor Arbeitsbeginn mit Olivenöl ein. So ist Ihre Haut mit einem Ölfilm benetzt und die Hände lassen sich anschließend leichter mit Seife säubern.

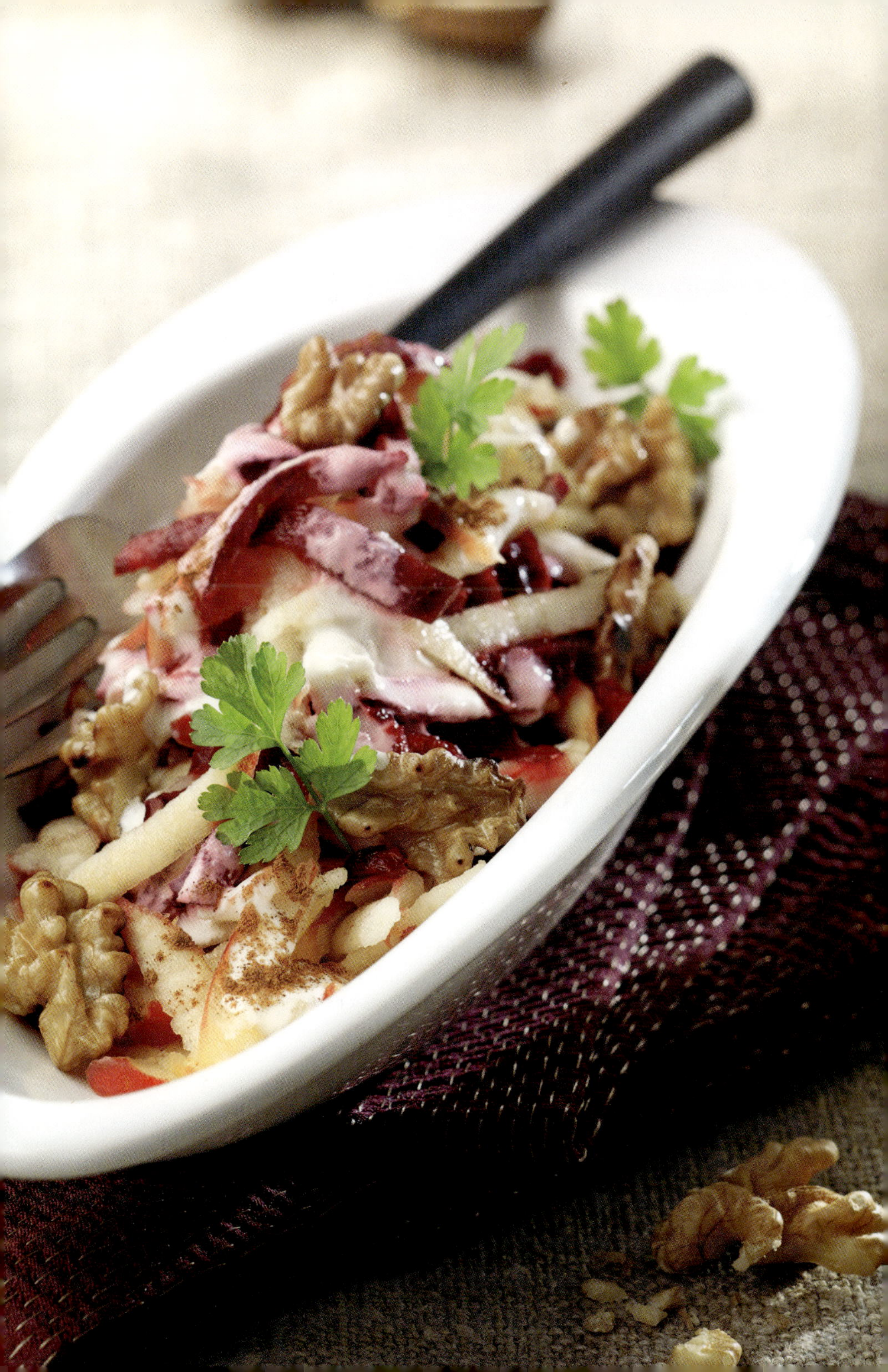

Fenchel-Birnen-Salat

FÜR 1 PERSON

- Saft von 1 Orange
- 1 EL Leinöl
- 1 Prise Meersalz
- 1 Fenchelknolle
- 1 Birne (z. B. Williams Christ)

1 Portion (ca. 370 g): 220 kcal, 5 g Eiweiß (8 E%), 11 g Fett (44 E%), 26 g Kohlenhydrate (47 E%)

01 Orangensaft, Leinöl und Salz zu einem Dressing verrühren.

02 Fenchel waschen, putzen und das Fenchelkraut zur Dekoration beiseitelegen. Fenchel halbieren und den Strunk herausschneiden. Fenchel in feine Scheiben schneiden. Anschließend das Dressing darunterheben und den Salat etwa 15 Minuten bei Raumtemperatur ziehen lassen.

03 In der Zwischenzeit die Birne waschen, vierteln und vom Kerngehäuse befreien. Die Birne in feine Stifte schneiden und am Ende der Ziehzeit unter den Fenchelsalat heben.

04 Den Fenchel-Birnen-Salat auf einem flachen Teller anrichten und vor dem Servieren das Fenchelkraut darüberstreuen.

Italienischer Blattsalat

FÜR 1 PERSON

- 200 g Blätter gemischter Blattsalat (je nach Saison Roter Kopfsalat, Roter Eichblattsalat, Feldsalat)
- 1 Handvoll frische Kräuter (z. B. Petersilie, Schnittlauch)
- 2 EL Olivenöl
- Saft von 1 Bio-Zitrone
- 1 EL frisch geraspelter Parmesan
- Pfeffer nach Geschmack

1 Portion (ca. 240 g): 260 kcal, 6 g Eiweiß (9 E%), 24 g Fett (84 E%), 4 g Kohlenhydrate (7 E%)

01 Salat waschen, putzen und in mundgerechte Stücke zupfen. Kräuter waschen, trocken schütteln und fein hacken.

02 Für das Dressing Olivenöl, Zitronensaft und Parmesan verrühren und mit Pfeffer abschmecken.

03 Das Dressing unter den Salat heben und auf einem Teller anrichten.

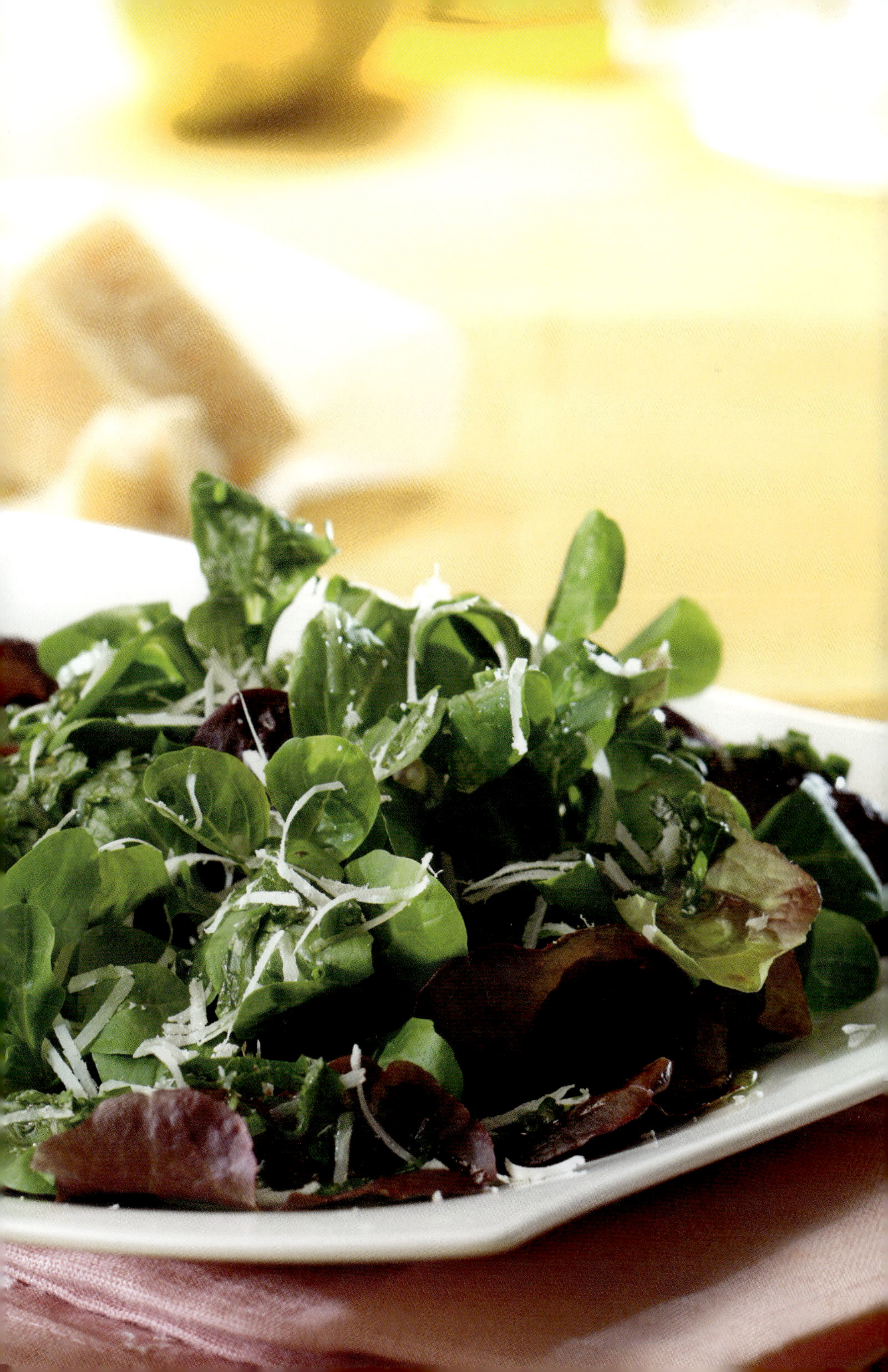

Panierter Schafskäse an Wildkräutersalat mit gedünstetem Frühlingsgemüse

FÜR 2 PERSONEN

Für den Salat:
- ½ Roter Eichblattsalat
- 1 Handvoll: Sauerampfer, Giersch oder Labkraut

Für das Salatdressing:
- ½ Bund frische Petersilie
- 3 EL Olivenöl
- Saft einer ½ Zitrone

Für das Gemüse:
- ½ Fenchelknolle
- 2–3 Möhren
- 1 Stange Lauch
- ca. 5 Kohlrabiblätter
- 2 EL Olivenöl
- 100 ml Gewürzgurkenwasser

Für das Gemüsedressing:
- 75 g Joghurt (3,5 % Fett)
- 2 EL Tahin (Sesammus, Bioladen)
- 1 TL Senf (scharf)

Für den Schafskäse:
- 200 g Schafskäse
- 1 Ei (Größe S)
- 2 EL Sesam
- 2 EL Gewürzblütenmischung (Bioladen)
- 2 EL Olivenöl

1 Portion (ca. 400 g): 840 kcal, 27 g Eiweiß (13 E%), 74 g Fett (80 E%), 15 g Kohlenhydrate (7 E%)

01 Salat und Kräuter in mundgerechte Stücke zupfen. Olivenöl und Zitronensaft zusammen mit der Petersilie in einem Mixer zu einem cremigen Salatdressing verrühren. Fenchel, Möhren und Lauch in mundgerechte Stücke schneiden. Kohlrabiblätter in feine Streifen schneiden.

02 Für das Gemüsedressing Joghurt, Tahin und Senf mit einer Gabel verrühren.

03 Den Schafskäse in Würfel schneiden. Das Ei in einem tiefen Teller mit einer Gabel verquirlen und die Schafskäsewürfel darin wenden. Sesam und Blütenmischung in einem zweiten tiefen Teller vermischen und die Würfel ebenfalls darin wenden.

04 Olivenöl in einem Topf erhitzen und das Gemüse sowie die Kohlrabiblätter darin scharf anbraten. Anschließend mit dem Gurkenwasser ablöschen und in etwa 4 Minuten auf kleiner Flamme bissfest garen.

05 Den Salat und das Gemüse mit dem jeweiligen Dressing auf vorgewärmten Tellern anrichten.

06 Olivenöl in einer beschichteten Pfanne erhitzen und die Schafskäsewürfel auf kleiner Flamme von allen Seiten jeweils in etwa 1 Minute anbraten, bis sie goldgelb sind. Den knusprigen Schafskäse neben dem Gemüse und dem Salat auf den Tellern anrichten und servieren.

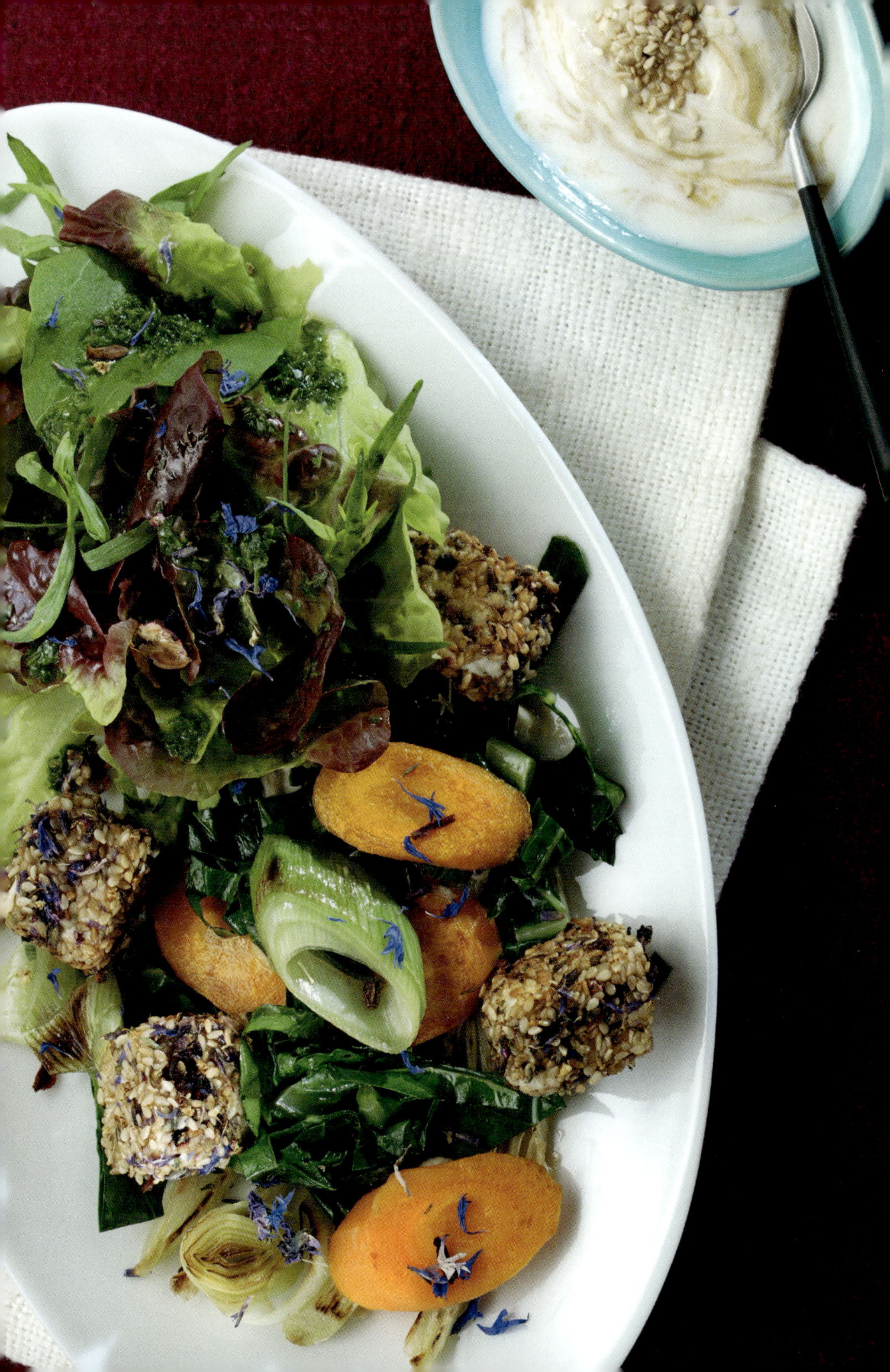

Gedünsteter Lachs mit buntem Gemüsepäckchen

FÜR 1 PERSON

- 100 g Möhren
- 100 g Kohlrabi
- 100 g Brokkoli
- 4 Stängel frischer Estragon
- 1 Msp. Meersalz
- 1 EL Olivenöl
- 1 TL gemahlener Kreuzkümmel
- 200 g Lachs
- 2 dünne Scheiben einer Bio-Zitrone
- Salz und Pfeffer nach Geschmack
- Pergamentpapier (38 x 38 cm)
- Küchengarn
- Topf mit Dünsteinsatz

1 Portion (ca. 455 g): 520 kcal, 45 g Eiweiß (35 E%), 33 g Fett (57 E%), 11 g Kohlenhydrate (8 E%)

01 Den Backofen auf 210 °C Umluft vorheizen.

02 Möhren schälen und schräg in ca. 0,5 cm dicke Scheiben schneiden. Kohlrabi schälen und in ca. 1 cm große Würfel schneiden. Brokkoli putzen und in mundgerechte Röschen teilen.

03 Die Estragonblätter abzupfen. Die Stängel beiseitelegen.

04 Einen großen Topf bis zu 4 cm hoch mit Wasser befüllen und dieses zusammen mit Meersalz zum Kochen bringen. Das Gemüse darin in etwa 1 Minute blanchieren. Anschließend das Kochwasser abgießen und auffangen. Das Gemüse unter kaltem Wasser abschrecken.

05 Pergamentpapier mit Olivenöl einpinseln.

06 Das Gemüse auf das Pergamentpapier legen, mit dem Kreuzkümmel und den Estragonblättern bestreuen, mit Salz und Pfeffer abschmecken und 1 EL der aufgefangenen Gemüsebrühe darüber träufeln. Das Papier zu einem Beutel verschließen und mit Küchengarn fest zubinden.

07 Das Gemüse im Ofen (Mitte) 15 Minuten garen. In der Zwischenzeit das Lachsfilet waschen und mit Küchenpapier trocken tupfen.

08 Einen Topf (mit passendem Dünsteinsatz) bis zu 3 cm hoch mit der aufgefangenen Gemüsebrühe füllen, Estragonstängel hineingeben und die Flüssigkeit auf kleiner Flamme zum Sieden (nicht sprudelnd kochen) bringen. Den Lachs daraufhin im Dämpfeinsatz über die Flüssigkeit hängen und etwa 5 bis 8 Minuten dünsten lassen.

09 Das Gemüsepäckchen auf einen Teller legen und das Pergamentpapier öffnen. Den gedünsteten Lachs neben dem Gemüse anrichten und mit Zitronenscheiben belegen.

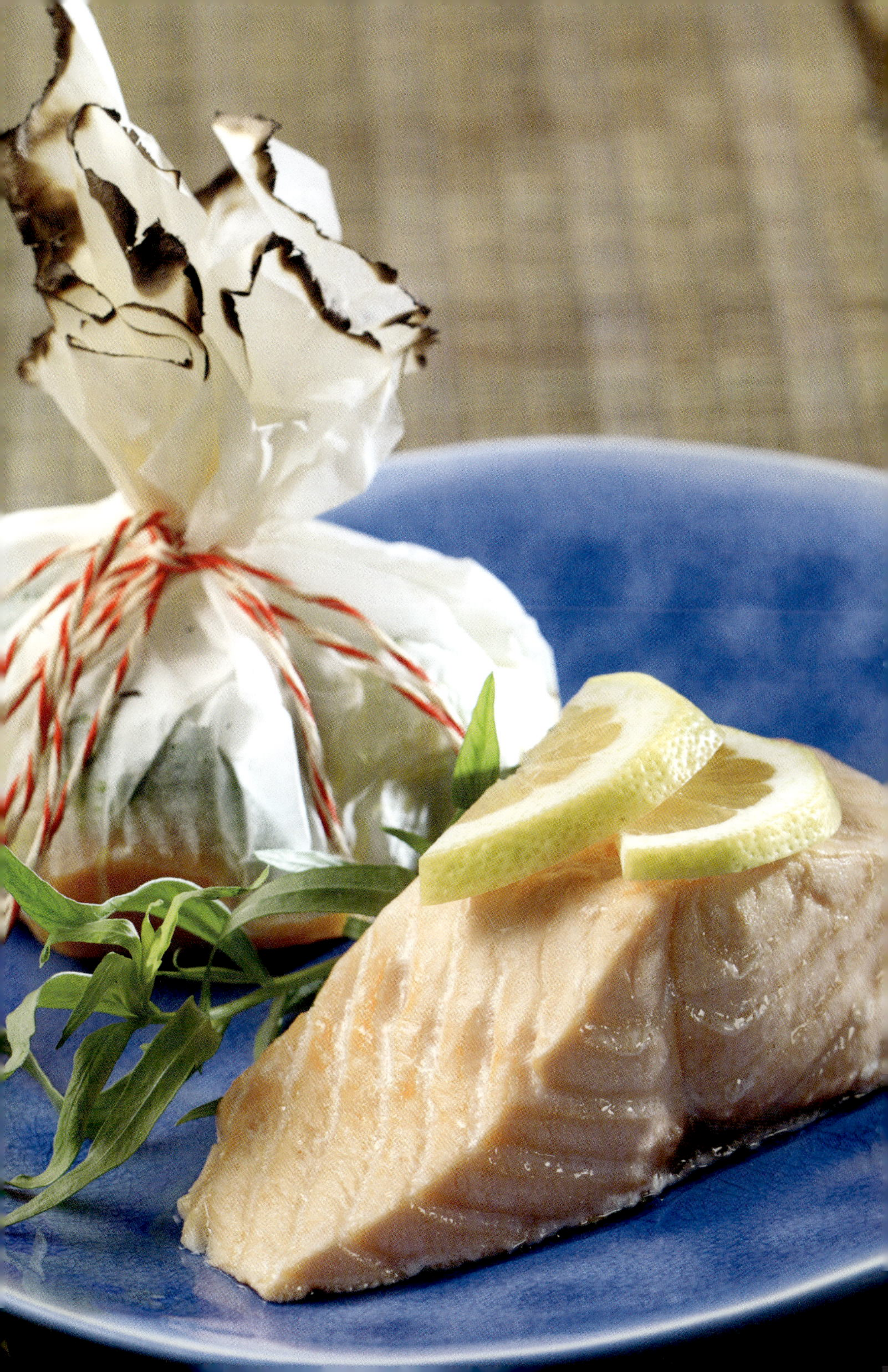

Chili con Carne

FÜR 2 PERSONEN

- 100 g Zwiebeln
- 1 Knoblauchzehe
- 1 Stange Staudensellerie
- 100 g Möhren
- 150 g gelbe Paprika
- ¼ frische rote Chilischote
- 2 EL Rapsöl
- 150 g Bio-Hackfleisch (gemischt)
- 500 ml Rinderbrühe
- 1 TL Paprikapulver (scharf)
- 200 g Kidneybohnen (Dose)
- 3 Stängel frische krause Petersilie
- Salz und Pfeffer nach Geschmack

1 Portion (ca. 600 g): 360 kcal, 21 g Eiweiß (23 E%), 23 g Fett (58 E%), 34 g Kohlenhydrate (19 E%)

01 Zwiebeln und Knoblauch schälen und fein würfeln. Sellerie waschen, putzen und in feine Scheiben schneiden. Möhren putzen, längs halbieren und ebenfalls in feine Scheiben schneiden. Paprika halbieren, vom Kerngehäuse befreien, waschen und in feine Würfel schneiden. Chilischote halbieren, entkernen und fein hacken.

02 Öl in einem Topf erhitzen und das Hackfleisch zusammen mit den Zwiebeln und dem Knoblauch 1 bis 2 Minuten unter häufigem Rühren anbraten. Daraufhin Sellerie, Möhren, Paprika und Chili dazugeben und für weitere 5 Minuten mit anschwitzen. Anschließend mit der Brühe ablöschen und mit Paprikapulver und Pfeffer abschmecken.

03 Das Chili con Carne unter gelegentlichem Rühren weitere 45 Minuten bei geschlossenem Deckel auf kleiner Flamme köcheln lassen und eventuell noch Wasser nachgießen.

04 In der Zwischenzeit die Kidneybohnen abtropfen lassen und 10 Minuten vor Ende der Garzeit zu den restlichen Zutaten in den Topf geben und mitgaren. Das Chili mit Salz und Pfeffer abschmecken.

05 Petersilie waschen, trocken schütteln, entstielen und fein hacken.

06 Vor dem Servieren das Chili auf einem Teller anrichten und mit der Petersilie garnieren.

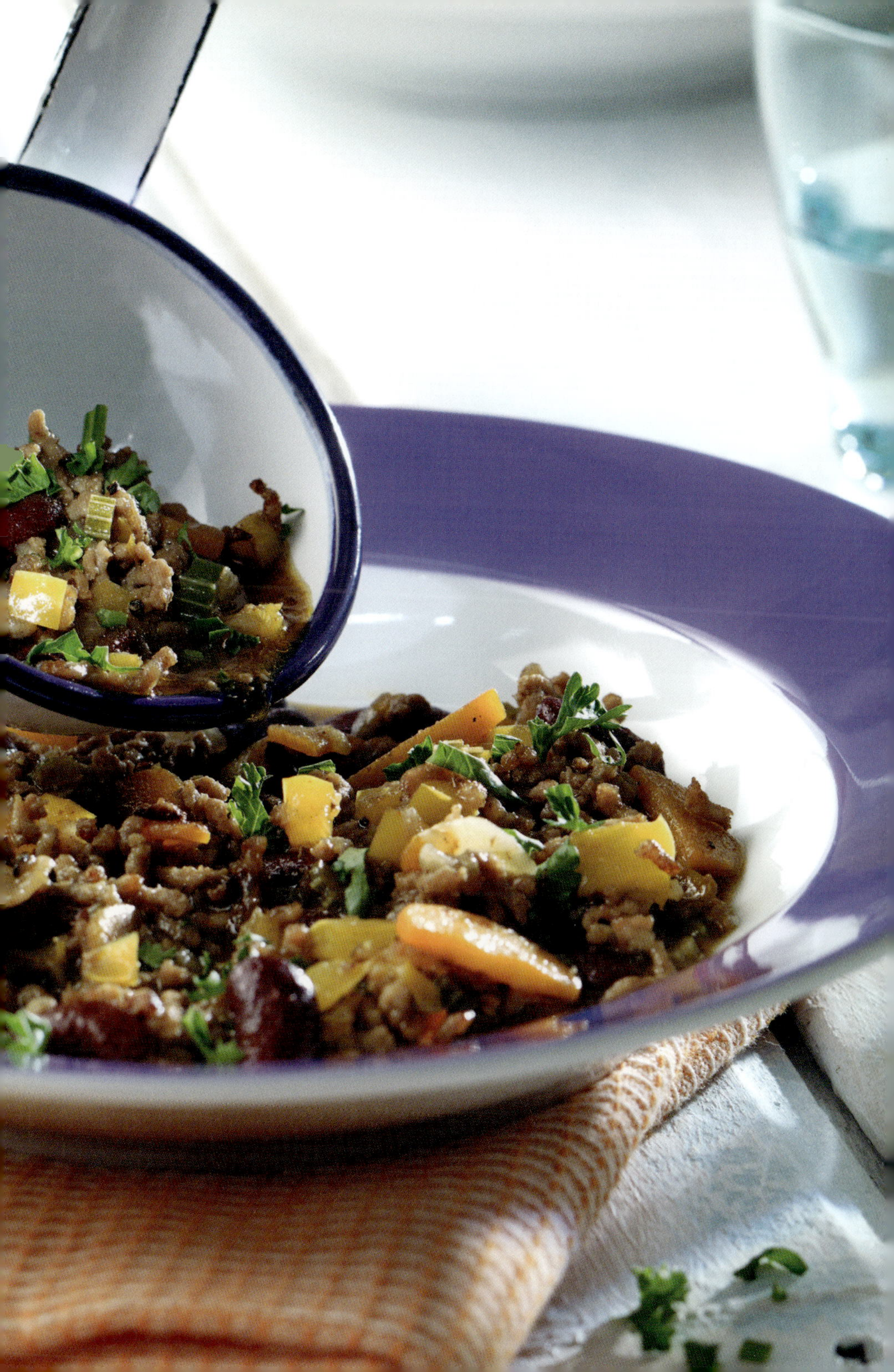

Leipziger Allerlei mit grüner Sauce und Ei

FÜR 1 PERSON

- 2 Eier (Größe M)

Für die grüne Sauce:

- 40 g gemischte Salatkräuter (z. B. Petersilie, Schnittlauch, Estragon, Borretsch, Kerbel)
- 40 g saure Sahne
- 20 g Joghurt (3,8 % Fett)
- 1 EL Senf (scharf)
- Salz und Pfeffer nach Geschmack

Für das Leipziger Allerlei:

- 100 g Möhren
- 100 g Blumenkohl
- 100 g grüne Bohnen
- 2 EL Rapsöl
- 50 ml Gemüsebrühe oder Kräutertee
- Salz und Pfeffer nach Geschmack

1 Portion (ca. 545 g): 530 kcal, 23 g Eiweiß (18 E%), 41 g Fett (69 E%), 18 g Kohlenhydrate (13 E%)

01 Die Eier in 8 bis 10 Minuten hart kochen und anschließend kalt abschrecken.

02 Für die Sauce die Kräuter (z. B. mit einem Wiegemesser) fein schneiden. Saure Sahne, Joghurt und Senf verrühren. Die Kräuter hinzufügen, vermengen und mit Salz und Pfeffer abschmecken.

03 Für das Leipziger Allerlei die Möhren, Blumenkohl und grüne Bohnen waschen, putzen und in mundgerechte Stücke schneiden. Öl in einer Pfanne erhitzen und das Gemüse darin etwa 7 Minuten auf mittlerer Hitze braten. Anschließend mit der Gemüsebrühe oder dem Tee ablöschen. Das Ganze nun weitere 3 Minuten mit offenem Deckel bei geringer Hitze köcheln lassen.

04 In der Zwischenzeit die Eier pellen und halbieren.

05 Vor dem Servieren das Gemüseallerlei neben der grünen Sauce auf einem Teller anrichten und die Eierhälften auf dem Saucenspiegel platzieren.

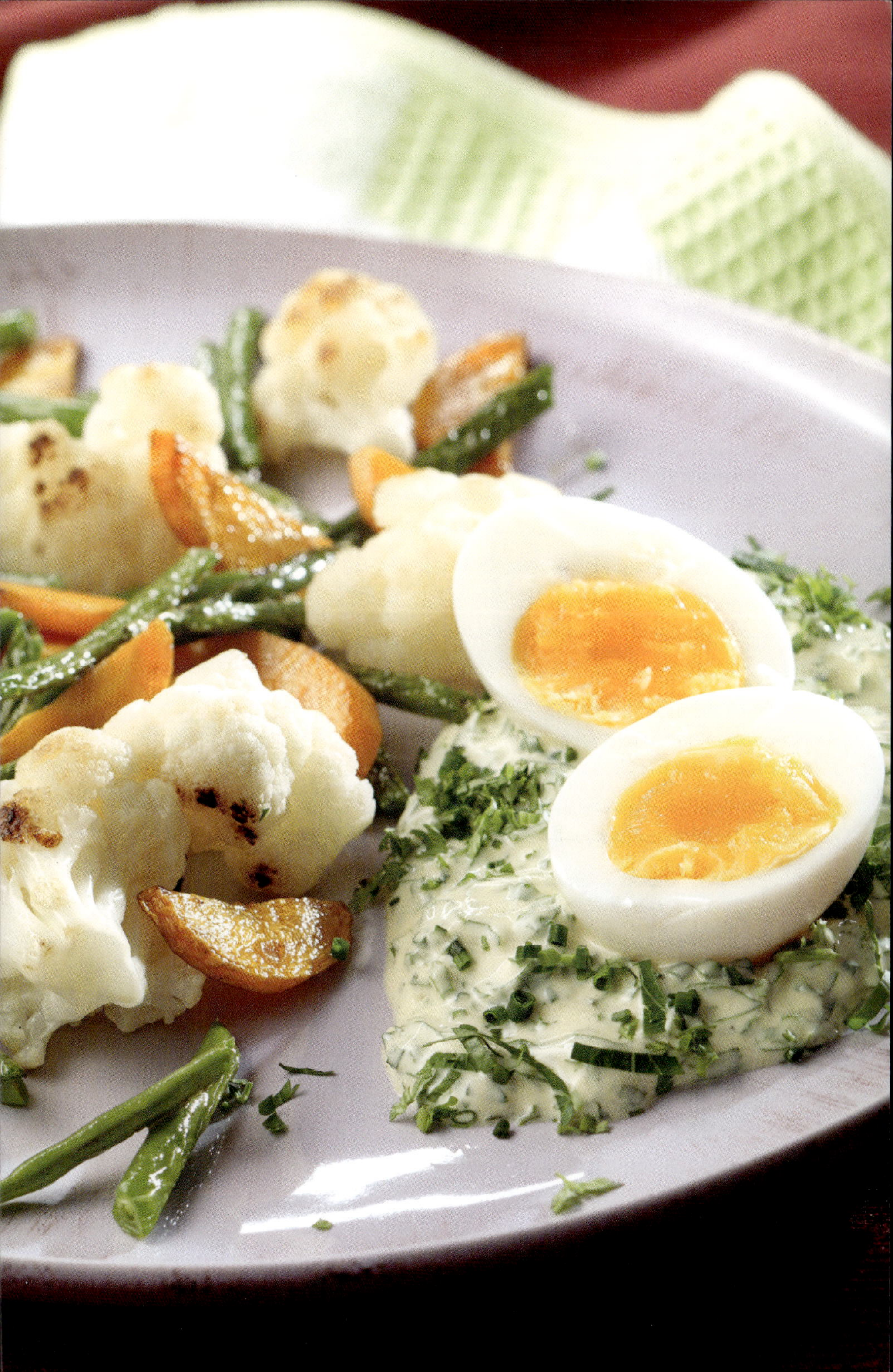

Zitronenhuhn mit geschmortem Brokkoli

FÜR 1 PERSON

Für das Zitronenhuhn:

- ½ Bio-Zitrone
- 150 g Hühnerbrust
- ½ Bund frischer Oregano
- 3 EL Olivenöl
- Salz und Pfeffer nach Geschmack

Für den Brokkoli:

- 2 Knoblauchzehen
- 300 g Brokkoli
- 2 EL Olivenöl
- 50 ml Wasser
- Salz und Pfeffer nach Geschmack

1 Portion (ca. 525 g): 680 kcal, 45 g Eiweiß (27 E%), 52 g Fett (68 E%), 9 g Kohlenhydrate (5 E%)

01 Den Saft der Zitrone auspressen und die gelbe Zitronenschale mit einer feinen Küchenreibe abraspeln.

02 Die Hühnerbrust waschen, trocken tupfen und in ca. 2 cm dicke Streifen schneiden.

03 Oregano waschen, trocken schütteln, die Blätter abzupfen und fein hacken.

04 2 EL Öl, Zitronensaft, die Hälfte des Oreganos sowie Salz und Pfeffer verrühren und die Hühnerbruststücke darin marinieren. Anschließend für mindestens 30 Minuten bis maximal 2 Stunden abgedeckt im Kühlschrank durchziehen lassen.

05 1 EL Öl in einer Pfanne erhitzen und die marinierten Hühnerbruststreifen auf großer Flamme in etwa 5 Minuten knusprig braten. Kurz vor Ende der Garzeit die geriebene Zitronenschale hinzufügen und untermengen.

06 Knoblauch schälen und fein würfeln. Brokkoli putzen und in mundgerechte Röschen teilen. Öl in einem Topf erhitzen und den Knoblauch und den Brokkoli darin auf niedriger Hitze unter gelegentlichem Rühren in etwa 5 Minuten anbraten. Mit Salz und Pfeffer abschmecken. Anschließend mit dem Wasser ablöschen und weitere 10 Minuten auf kleiner Flamme schmoren lassen.

07 Den Brokkoli und das Zitronenhuhn auf einem Teller anrichten und den restlichen Oregano dekorativ über das Hähnchen streuen.

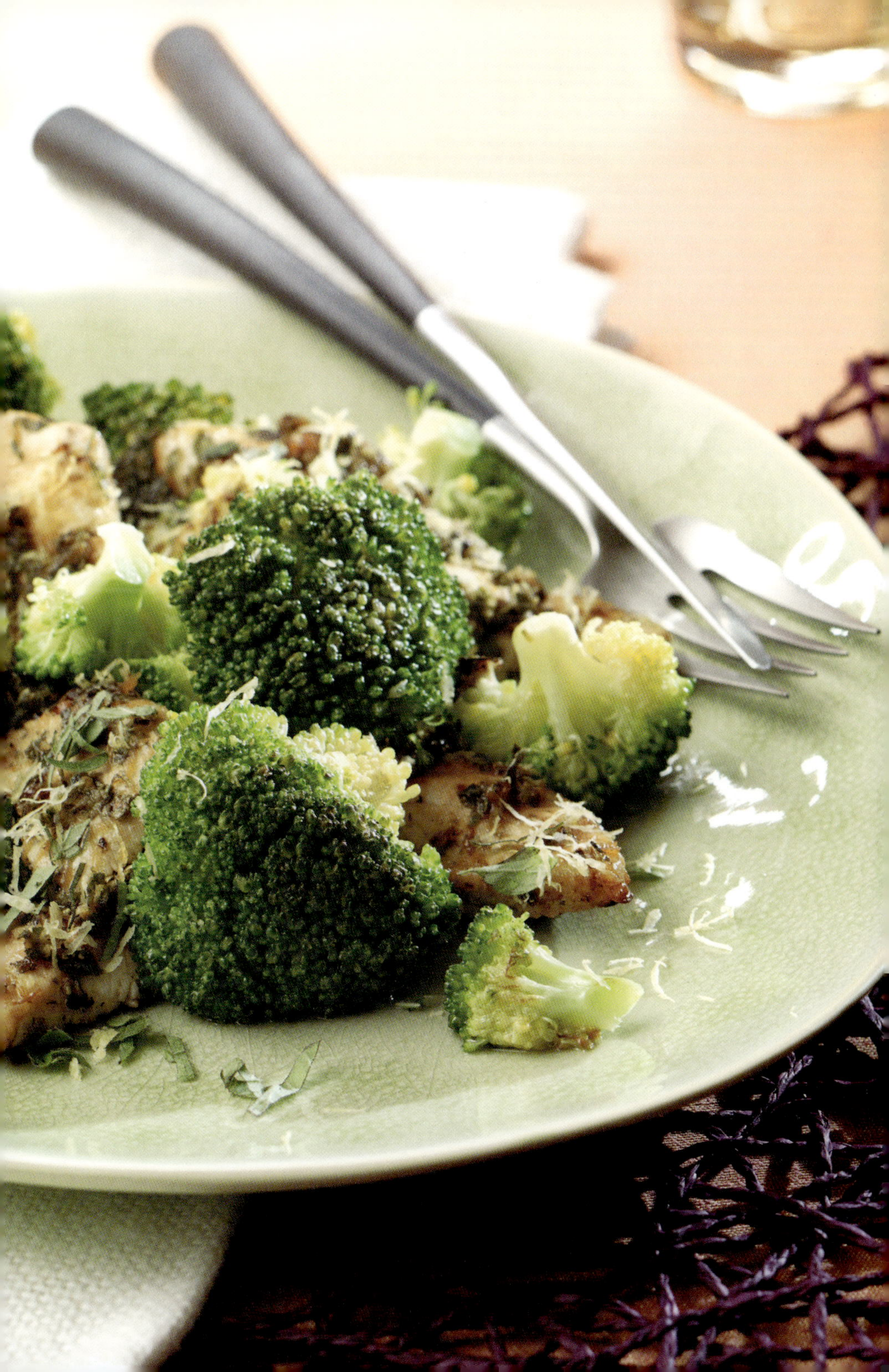

Eierkuchen mit Rote-Bete-Kraut

FÜR 2 PERSONEN

Für 4 Eierkuchen:

- 2 Eier (Größe M)
- 50 ml Milch (3,5 % Fett)
- 15 g Leinsaat
- 15 g Sonnenblumenkerne
- 4 EL Butter

Für das Rote-Bete-Kraut:

- 100 g Rote-Bete-Kraut
- 2 EL Olivenöl
- Saft einer ½ Zitrone
- Salz und Pfeffer nach Geschmack

1 Portion (ca. 200 g): 415 kcal, 12 g Eiweiß (12 E%), 38 g Fett (82 E%), 7 g Kohlenhydrate (6 E%)

01 Für die Eierkuchen Eier, Milch, Leinsaat und Sonnenblumenkerne in einen Mixer geben und pürieren. Den Teig anschließend abgedeckt bei Raumtemperatur 30 Minuten ruhen lassen.

02 Öl in einem Topf erhitzen das Rote-Bete-Kraut darin etwa 1 Minute bei geringer Hitze zusammenfallen lassen.

03 Das Rote-Bete-Kraut auf einem kleinen Beilagenteller anrichten und mit Zitronensaft, Salz und Pfeffer abschmecken. Sie brauchen es nicht unbedingt warm zu stellen. Diese Beilage schmeckt auch kalt oder lauwarm.

04 Für die Eierkuchen eine beschichtete Pfanne (Ø 20 cm) erhitzen und pro Eierkuchen mit 1 EL Butter ausstreichen.

05 ¼ des Eierkuchenteiges in die Pfanne gießen und den Pfannkuchen bei mittlerer Hitze von beiden Seiten goldbraun backen. Die restlichen Pfannkuchen nacheinander nach dem gleichen Prinzip zubereiten. Stellen Sie die fertigen Eierkuchen zwischenzeitlich warm.

Varianten mit dem »gewissen Extra«!

Herzhafte Variante:

- 4 Scheiben Gouda (45 % Fett i. Tr.)

Nachdem der Pfannkuchen auf der einen Seite fertig gebacken ist, wenden Sie diesen und belegen ihn mit einer Scheibe Käse. Den Eierkuchen nun für weitere 2 bis 3 Minuten auch auf der anderen Seite goldbraun fertigbacken.

Liebliche Variante:

- 1 Apfel (z. B. Golden Delicious)

Apfel waschen und 8 dünne Scheiben (Apfelringe) davon abschneiden. Legen Sie nach dem Einfüllen des Eierkuchenteigs in die Pfanne gleich eine Apfelscheibe auf die obere Seite. Nachdem der Pfannkuchen auf der einen Seite fertig gebacken ist, wird er gewendet und mit 1 weiteren Apfelscheibe belegt. Daraufhin wird auch die andere Seite goldbraun gebacken.

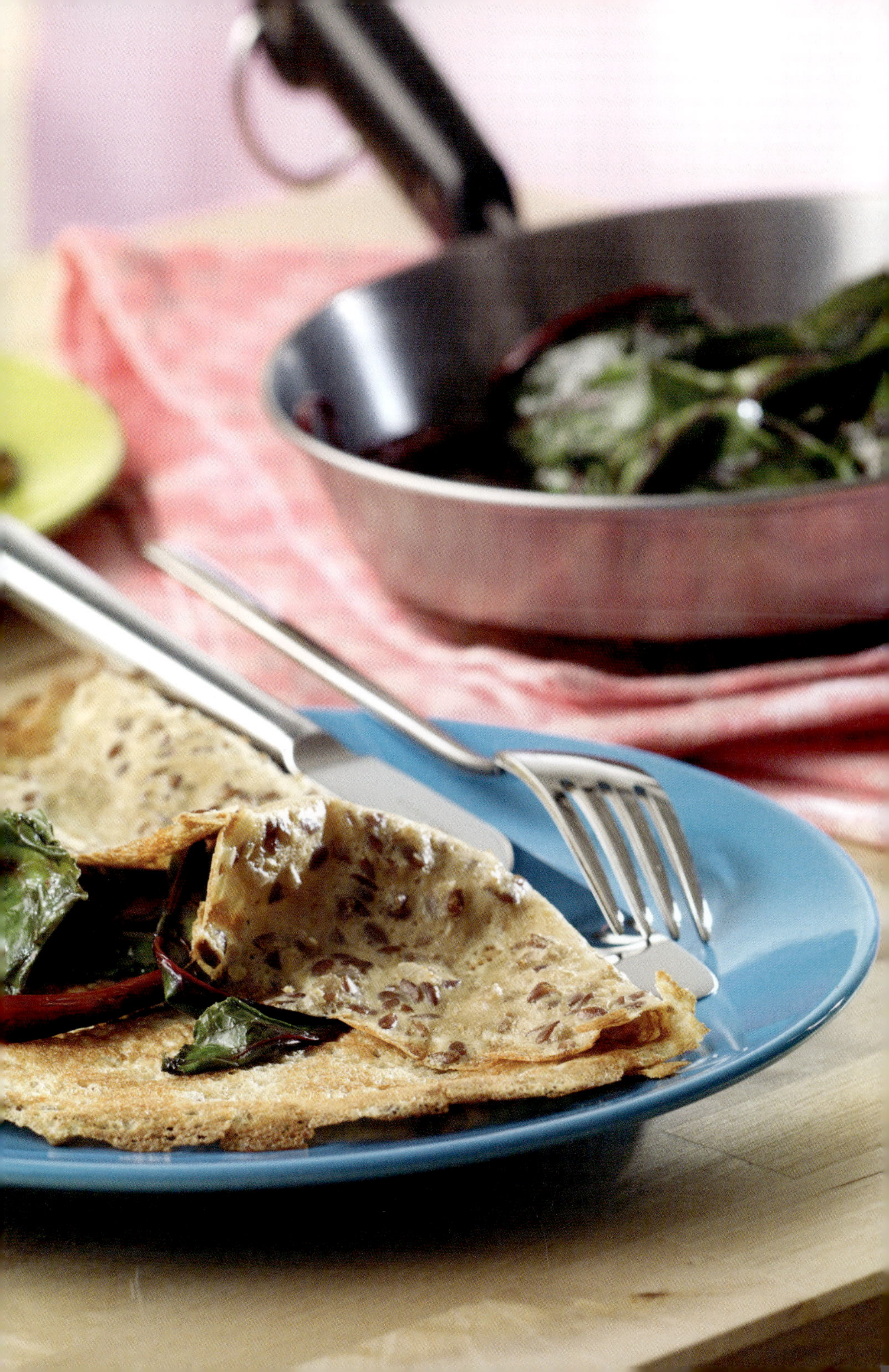

Grundrezept für eine Gemüsekraftbrühe

ERGIBT 10 PORTIONEN

- 1 Petersilienwurzel
- 3 Möhren
- ¼ Sellerieknolle
- 1 Stange Lauch
- 1 Zwiebel
- 1 EL Rapsöl
- 2 l Wasser
- 1 daumengroßes Stück frischer Ingwer
- 4 Wacholderbeeren
- 3 Nelken
- 1 TL Liebstöckel
- 3 Lorbeerblätter
- 1 Stange Zimtrinde
- Meer- oder Steinsalz nach Geschmack
- Baumwolltuch

Eine Portion Gemüsekraftbrühe (250 ml) hat weniger als 20 kcal.

01 Petersilienwurzel, Möhren und Sellerie schälen, waschen und in grobe Stücke schneiden.

02 Lauch längs halbieren, waschen und ebenfalls in grobe Stücke schneiden.

03 Zwiebel schälen und vierteln. Öl in einer Pfanne erhitzen und die Zwiebelviertel darin goldgelb anbraten.

04 Wasser und Petersilienwurzel in einen großen Topf geben und zum Kochen bringen. Anschließend die Möhren, den Sellerie, den Lauch, die angebräunte Zwiebel und den Ingwer sowie die Wacholderbeeren, Nelke, Liebstöckel, Lorbeer, Zimtrinde und Salz zugeben. Das Ganze für 2 Stunden bei geschlossenem Deckel auf kleiner Flamme köcheln lassen.

05 Die Suppe am Ende der Garzeit durch ein Baumwolltuch abseihen und die überbleibenden ausgekochten Zutaten wegwerfen. Die Brühe kann nun als Suppengrundlage weiterverwendet werden.

VORRATSTIPP: Die noch heiße Brühe in saubere »Twist-off-Gläser« füllen und gleich zuschrauben. Das geschlossene Glas wird anschließend auf den Kopf gedreht, wodurch ein Vakuum entsteht. So ist die Brühe über Wochen haltbar.

Grundrezept für eine Hühnerkraftbrühe

ERGIBT 15 PORTIONEN

- 1 Bio-Huhn (küchenfertig)
- 2 Möhren
- ½ Sellerieknolle
- 1 Stange Lauch
- 1 Bund frische Blattpetersilie
- 1 daumengroßes Stück frischer Ingwer
- 3–4 l Wasser
- Salz und Pfeffer nach Geschmack

Eine Portion Hühnerkraftbrühe (250 ml) hat weniger als 25 kcal.

01 Das Huhn unter fließendem Wasser abspülen und trocken tupfen.

02 Möhren und Sellerie schälen, waschen und in grobe Stücke schneiden. Lauch längs halbieren, waschen und ebenfalls in grobe Stücke schneiden. Petersilie waschen, trocken schütteln und nicht entstielen. Ingwer waschen und ungeschält in 1 cm dicke Scheiben schneiden.

03 Wasser in einen großen Topf geben und alle Zutaten mindestens 4 Stunden auf kleiner Flamme bei geschlossenem Deckel köcheln lassen. Am Ende der Garzeit die Brühe durch ein Sieb geben. Die überbleibenden Zutaten wegwerfen.

04 Die Brühe in »Twist-off-Gläser« (siehe Seite 62) füllen und kühl stellen.

TIPP: In den ersten 14 Wochenbetttagen können Sie von der Brühe 2 bis 3 Tassen täglich trinken, denn die Brühe ist ein sehr gutes Stärkungsmittel.

Bibliografische Information der Deutschen Nationalbibliothek
Die Deutsche Nationalbibliothek verzeichnet diese Publikation in der Deutschen Nationalbibliografie. Detaillierte bibliografische Daten sind im Internet über http://dnb.d-nb.de abrufbar.

Für Fragen und Anregungen
info@rivaverlag.de

Wichtige Hinweise
Dieses Buch ist für Lernzwecke gedacht. Es stellt keinen Ersatz für eine individuelle medizinische Beratung dar und sollte auch nicht als solcher benutzt werden. Wenn Sie medizinischen Rat einholen wollen, konsultieren Sie bitte einen qualifizierten Arzt. Der Verlag und die Autorin haften für keine nachteiligen Auswirkungen, die in einem direkten oder indirekten Zusammenhang mit den Informationen stehen, die in diesem Buch enthalten sind.

Ausschließlich zum Zweck der besseren Lesbarkeit wurde auf eine genderspezifische Schreibweise sowie eine Mehrfachbezeichnung verzichtet. Alle personenbezogenen Bezeichnungen sind somit geschlechtsneutral zu verstehen.

1. Auflage 2022

Türkenstraße 89
80799 München
Tel.: 089 651285-0
Fax: 089 652096

Die Originalausgabe erschien 2014 im systemed Verlag.

Redaktion: systemed Verlag, Lünen
Umschlaggestaltung: Hauptmann & Kompanie Werbeagentur, Zürich ; Sonja Vallant, München
Fotografie: Studio Reiner Schmitz, München
Stockfotografie: www.fotolia.com
Layout und Satz: A flock of sheep, Lübeck; Andreas Linnemann, München
Druck: Florjancic Tisk d.o.o., Slowenien
Printed in the EU

ISBN Print 978-3-95814-344-9
ISBN E-Book (PDF) 978-3-95814-345-6
ISBN E-Book (EPUB, Mobi) 978-3-95814-346-3